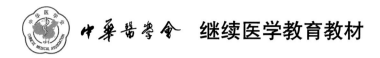

中华医学会 继续医学教育教材

Diagnosis and Management of Short Stature in Children

主管 国家卫生健康委员会
主办 中华医学会
编辑 中华医学会继续医学教育教材编辑部

身材矮小症儿童诊疗规范

主 编 罗小平
副主编 罗飞宏 李嫔
　　　 傅君芬 梁雁
秘 书 梁雁
统筹策划 左力 李爱妮

人民卫生出版社

图书在版编目（CIP）数据

身材矮小症儿童诊疗规范 / 罗小平主编. —北京：
人民卫生出版社，2019

ISBN 978-7-117-28602-2

Ⅰ．①身… Ⅱ．①罗… Ⅲ．①儿童－身高－发育异常
－诊疗 Ⅳ．①R339.31

中国版本图书馆 CIP 数据核字（2019）第 120316 号

人卫智网	**www.ipmph.com**	医学教育、学术、考试、健康，购书智慧智能综合服务平台
人卫官网	**www.pmph.com**	人卫官方资讯发布平台

身材矮小症儿童诊疗规范

主　　编：罗小平
出版发行：人民卫生出版社（中继线 010-59780011）
地　　址：北京市朝阳区潘家园南里 19 号
邮　　编：100021
E - mail：pmph @ pmph.com
购书热线：010-59787592　010-59787584　010-65264830
印　　刷：北京九州迅驰传媒文化有限公司
经　　销：新华书店
开　　本：787×1092　1/16　印张：9　插页：2
字　　数：219 千字
版　　次：2019 年 7 月第 1 版　2024 年 6 月第 1 版第 9 次印刷
标准书号：ISBN 978-7-117-28602-2
定　　价：59.00 元
打击盗版举报电话：010-59787491　E-mail：WQ @ pmph.com
（凡属印装质量问题请与本社市场营销中心联系退换）

编写委员会名单

（按姓氏笔画排序）

巩纯秀　首都医科大学附属北京儿童医院
杜敏联　中山大学附属第一医院
李　辉　首都儿科研究所附属儿童医院
李　嫔　上海市儿童医院
李燕虹　中山大学附属第一医院
张知新　中日友好医院
罗小平　华中科技大学同济医学院附属同济医院
罗飞宏　复旦大学附属儿科医院
梁　雁　华中科技大学同济医学院附属同济医院
梁　黎　浙江大学医学院附属第一医院
傅君芬　浙江大学医学院附属儿童医院
熊　丰　重庆医科大学附属儿童医院

主编简介

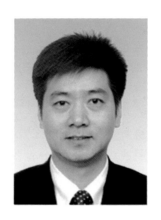

罗小平

华中科技大学二级教授,主任医师,医学博士,博士生导师,国家杰出青年科学基金获得者。

1985年毕业于原同济医科大学儿科学系,1994年至2000年以访问科学家、博士后、研究员、兼聘教授身份在加拿大多伦多大学多伦多儿童医院学习工作。香港大学孙逸仙访问教授、德国海德堡大学儿童医院高级研究学者。现为同济医学院儿科学系主任、同济医院儿科学系主任、儿童遗传内分泌及呼吸专科主任、遗传代谢病诊断中心主任。中华医学会儿科学分会副主任委员及内分泌遗传代谢学组名誉组长,中华医学会围产医学分会常委及胎儿医学学组副组长,中国医师协会青春期医学专业委员会副主任委员,中国医疗保健国际交流促进会妇儿专业委员会及儿科专业委员会副主任委员,中华预防医学会出生缺陷防控委员会委员及新生儿筛查学组副组长。湖北省儿科学会名誉主任委员;亚太儿童内分泌学会前主席,亚洲遗传代谢病学会常务理事,生长激素研究学会理事;武汉市儿童遗传代谢内分泌疾病临床医学研究中心主任;中国医师协会儿科医师分会第一届儿童内分泌遗传代谢专业委员会副主任委员;国内、外40余种医学杂志编委,《中华儿科杂志》《中华临床儿科杂志》《中国实用儿科杂志》《中国当代儿科杂志》《临床儿科杂志》《中国儿童保健杂志》副总编。

主持国家杰出青年科学基金、国家自然科学基金、原卫生部临床学科重点建设、"十五"国家科技攻关计划、973计划、"十一五"/"十二五"/"十三五"国家科技支撑计划、原卫生部行业基金、教育部博士点基金、世界糖尿病基金会项目等。在国内外发表学术论文390余篇。主编/参编/参译60余部专著,获国家发明专利5项。获国家科学技术进步奖二等奖(排名第二)、湖北省科学技术进步奖一等奖(排名第一)、湖北省自然科学奖一等奖(排名第二)、中国高等学校科学技术奖(排名第二)、中华医学奖首届"妇幼健康科技奖"科技成果奖二等奖(排名第一)和首届中国儿科医师奖等。获评"原卫生部有突出贡献中青年专家",教育部"享受政府特殊津贴专家""新世纪百千万人才工程"国家级人选。

前　言

个体的生长、发育以及终身高的获得，与遗传、环境、营养、内分泌和疾病等因素密切相关。其中终身高是遗传和出生时体重、身长、营养、疾病、内分泌激素等相互作用的结果。在上述因素中，内分泌因素特别是生长激素 - 胰岛素样生长因子（GH-IGF1）轴对身高的影响显著。

在不同发育阶段，影响儿童、青少年生长发育的内分泌因素有所不同。胚胎期和出生后早期，主要是胰岛素样生长因子、甲状腺激素、胰岛素和糖皮质激素作用显著；婴幼儿期主要依靠生长激素；而围青春期和青春期，性激素的作用至关重要。在不同阶段，儿童青少年的生长速率不同。出生后第一年，身长增加可达 25cm 左右，1 周岁时的身长为出生时的1.5 倍。身长的增加速率以初生半年内最快。第 2 年增长约 10～11cm。3 周岁时的身高与其最终成人期身高的相关系数可达 0.8 左右。此后的生长速率每年大于 5cm。在青春期，机体出现第二次快速生长，称为青春期生长突增（pubertal growth spurt），身高可增加 20～25cm。青春期的这种快速生长是由于下丘脑 - 垂体 - 性腺轴功能的启动，性激素大量分泌所造成的，性激素与生长激素的协同作用是青春期生长突增的基础。

身材矮小症（short stature）是指在相似环境下，身高小于同种族、同年龄、同性别正常儿童身高均值的 2 个标准差（-2SD）以上或处于第 3 百分位以下。单纯以身高的绝对值来定义患儿身材矮小症，可能导致部分患者丧失治疗时机。在身材矮小症出现前，要及时发现生长的异常趋势，则需要在生长发育的过程中注意监测儿童的年生长速率。婴幼儿期（3 岁以下）生长速率每年 <7cm；儿童期（3 岁～青春期）生长速率每年 <5cm；青春期生长速率每年 <5.5～6.5cm，可考虑为生长发育迟缓。临床需密切观察。

严格来讲，身材矮小症可以是多种疾病的临床表现，导致身材矮小的病因及疾病众多，其分类亦各有不同。常见的原因有：①与 GH-IGF 轴缺陷有关。如垂体发育异常（前脑无裂畸形、视 - 中隔发育不良、腭裂、下丘脑错构瘤等）；生长激素、生长激素释放激素缺陷（特发性生长激素缺乏症、常染色体隐性遗传Ⅰ型、常染色体显性遗传Ⅱ型、X 连锁遗传Ⅲ型、转录因子基因缺陷（如 *Pit1*、*Prop1*、*HESX-1*、*LHX3* 等基因突变）、生长激素神经分泌功能障碍；生长激素受体缺陷（Laron 综合征）；胰岛素样生长因子 1 缺陷等。②颅脑损伤，特别是围产期损伤（臀位产、缺血缺氧、颅内出血等）、颅底骨折、放射线损伤、炎症后遗症等以及脑浸润病变（如肿瘤、朗格汉斯细胞组织细胞增生症等）也可以影响生长发育。③其他内分泌疾病。如先天性甲状腺功能减退、先天性肾上腺皮质增生、性早熟等。④非内分泌缺陷性身材矮小症。如家族性身材矮小症、特发性身材矮小症、体质性青春发育延迟、小于胎龄儿以及由于染色体畸变、骨骼发育障碍、慢性系统性疾病、营养不良、精神心理障碍导致的身材矮小症。部分身材矮小症可伴有性腺发育不良、中枢性甲状腺功能减退和促肾上腺皮质激素（ACTH）缺乏症等。

　　身材矮小症的诊断过程实质上是其病因诊断及鉴别诊断的过程，需依靠详细的病史、家族史、临床表现、体格检查、常规实验室检查、内分泌功能检测、遗传学分析和影像学检查等确定导致身材矮小的原因。正确的身高测量和骨龄评定是获得身材矮小症患儿正确诊治的前提。性腺和盆腔超声波检查、内分泌激素（GH 激发试验、IGF-I、IGFBP-3、甲状腺功能等）、垂体 MRI（蝶鞍容积大小，垂体前、后叶大小等）、染色体核型分析等是身材矮小症患儿正确诊断的必要检测。其中 GH 激发试验在评价下丘脑 -GH-IGF1 轴功能过程中起着非常重要的作用。

　　如生长激素缺乏症（GHD）未得到及时治疗，不仅可以导致身材矮小，而且可表现为不同程度的糖、脂肪、蛋白质代谢紊乱，表现为体力活动减少、运动能力下降、代谢率降低；血胆固醇、甘油三酯、低密度脂蛋白、载脂蛋白 B 等水平升高、高密度脂蛋白降低；高胰岛素血症和胰岛素抵抗；动脉粥样硬化、心功能下降等。而且，由于体格矮小，儿童青少年还易于出现自卑、抑郁等心理障碍。成年后，严重身材矮小者甚至不具备正常劳动能力，给生活、心理造成严重影响，并面临就业、婚恋等沉重压力。因此，针对身材矮小的患儿实施早期诊断早期治疗，是儿科内分泌医师的重要责任。鉴于此，由中华医学会儿科学分会内分泌学组和中华医学会继续医学教育教材编辑部共同发起，联合中华医学会儿科学分会内分泌学组及国内本领域十几位权威专家共同策划、编撰完成了本书的编写。教材以中华医学会儿科学分会内分泌遗传代谢学组颁布的"矮身材儿童治疗指南"为依据，围绕矮身材诊断、治疗及合理用药，详细的对规范化治疗进行了阐述，并收录最新的进展。内容详细，清晰，希翼成为促进规范化诊疗的一本工具书。

　　本书出版之际，恳切希望广大读者在阅读过程中不吝赐教，欢迎发送邮件至邮箱 renweifuer@pmph.com，或扫描封底二维码，关注"人卫儿科学"，对我们的工作予以批评指正，以期再版修订时进一步完善，更好地为大家服务。

罗小平

2019 年 6 月

目　录

第一章
身材矮小症的定义和分类

身材矮小症（short stature）是指在相似环境下，身高较正常的同种族、同年龄、同性别的人群身高均值低 2 个标准差（-2SD）以或低于第 3 百分位以下。但须指出，每一个体的生长均有自己的生长速度，其生长轨迹会沿着一定的百分位数曲线进展，从生后起经婴儿期、儿童期和青春期达到不同的成人高度。

引起身材矮小症的原因有很多，包括遗传因素、体质因素、营养因素、全身各系统性疾病以及社会心理问题等（具体见表 1-1）。本章节重点对内分泌疾病导致的身材矮小症进行概述。

一、生长激素缺乏症

典型的先天性或特发性生长激素缺乏症的发生率为 1/10 000～1/4 000。病因不完全明确的特发性或孤立性生长激素缺乏症是生长激素缺乏症（growth hormone deficiency，GHD）最常见的原因。其次，由垂体解剖学异常引起生长激素缺乏症，包括垂体发育不良和（或）伴有不同程度的其他垂体前叶激素缺乏的鞍区中线组织发育缺陷。引起遗传性生长激素缺乏的病因有生长激素（growth hormone，GH）、生长激素释放激素及 GH 受体基因的缺陷，涉及垂体分化的多种诱导因子的缺陷影响垂体和中线结构的分化等。后天、获得性的病因有引起鞍区和垂体组织结构损害的颅内疾病，较多见的有颅咽管瘤、朗格汉斯细胞组织细胞增生症等下丘脑或垂体区域的占位病变。

典型的生长激素缺乏症指的是 GH 严重不足甚至完全缺乏，部分患儿其 GH 分泌不足处于过渡类型，也称为部分性生长激素缺乏症。获得性生长激素缺乏症引起迟发的生长障碍，对此类患儿应注意排除下丘脑或垂体肿瘤的可能。临床表现：典型的先天性生长激素缺乏患儿有着圆胖而幼稚的面容，患儿的智能发育一般正常，语言能力与年龄相符。

诊断：一般用药物激发试验后生长激素水平低下和胰岛素样生长因子低下等综合判断（详见第二章"身材矮小症的临床诊断"）。

治疗：生长激素缺乏症用生物工程合成的人基因重组 DNA 衍生的生长激素进行治疗。剂量根据体重、生长速率等相关因素进行调整。

二、先天性甲状腺功能减退症

本症除有特殊面容、生长发育落后、骨龄明显落后外，还有基础代谢率低、智能低下，血 FT_4 降低、TSH 升高可诊断。

三、Turner 综合征

女孩身材矮小时应考虑此病。本病临床特点为：身材矮小；第二性征不发育；具有特殊的躯体特征，如颈短、颈蹼、肘外翻、后发际线低、乳距宽、色素痣多等。确诊需依据染色体核型分析结果。

四、精神心理性身材矮小症

精神心理严重受挫可影响 GH-IGF-1 轴功能,本症可发生于学龄儿或年幼儿。患儿 GH-IGF-1 分泌酷似 GHD,还可伴有促肾上腺皮质激素(adrenocorticotropic hormone,ACTH)、皮质醇低下,甲状腺激素一般正常,消除生活环境中的相关不利因素后可恢复正常生长发育。

五、其他内分泌代谢病引起的身材矮小症

先天性肾上腺皮质增生症和性早熟(因性激素引起骨龄提前损害了成年身高,儿童期不矮小)、皮质醇增多症、黏多糖病、糖原贮积症、Prader-Willi 综合征等各有其特殊的临床表现,易于鉴别。具体如后述。身材矮小症病因分类见表 1-1。

表 1-1 身材矮小症病因分类

A. 遗传性 - 家族性矮小

B. 体质性生长和青春发育延迟

C. 内分泌疾病

  1. 生长激素缺乏

    a. 遗传性 - 基因缺失

    b. 特发性 - 生长激素缺乏或生长激素释放激素缺乏(或两者均有)或伴有或不伴有中枢神经系统中线结构异常

    c. 伴有多种垂体前叶激素缺乏常伴有中线结构异常

    d. 获得性

    e. 暂时性 - 如社会心理因素性矮小

    f. 器质性 - 鞍区占位性病变、中枢神经系统放射线照射、感染、外伤

  2. 甲状腺功能减退症

  3. 皮质醇增多 -Cushing 病和 Cushing 综合征(包括医源性)

  4. 性早熟(成年身材矮小症)

  5. 糖尿病

  6. 假性甲状旁腺功能减退症(G 蛋白 α 亚基突变)

  7. 佝偻病(指非单纯维生素 D 缺乏性佝偻病)

  8. 尿崩症(未治疗)

  9. 男性化型先天性肾上腺皮质增生症(儿童期时身高较高,成年身材矮小症)

D. 宫内生长迟缓

  1. 胎儿本身异常 - 染色体异常

  2. 综合征(如 Russell-Silver 综合征、Noonan 综合征)

  3. 宫内感染

  4. 胎盘功能异常

  5. 母体的异常

    a. 高血压 / 妊娠毒血症

    b. 药物应用

    c. 营养不良

E. 先天性代谢缺陷病

  1. 黏多糖病

  2. 其他的溶酶体贮积病

F. 遗传性骨骼病
1. 管状骨或脊柱生长缺陷（如软骨发育不良，营养不良性萎缩骨侏儒，骨骼畸形性侏儒，干骺端软骨发育不良）
2. 骨骼的软骨组织和纤维成分破坏（如多发性外生软骨骨疣，纤维发育不良伴皮肤色素沉着）
3. 骨皮质或干骺端骨质密度异常（如先天性成骨不全，骨硬化，管腔狭窄）

G. 与染色体缺陷有关的矮小症
1. 常染色体病（如唐氏综合征，Prader-Willi 综合征）
2. 性染色体病（如 Turner 综合征）

H. 慢性全身性疾病
1. 心脏疾病
   a. 左向右分流心脏病
   b. 充血性心力衰竭
2. 肺部疾病
   a. 囊性纤维化
   b. 哮喘
3. 胃肠道疾病
   a. 吸收不良（如乳糜泻）
   b. 吞咽功能异常
   c. 炎症肠病
4. 肝病
5. 血液系统疾病
   a. 镰状细胞性贫血
   b. 地中海贫血
6. 肾疾病
   a. 肾小管酸中毒
   b. 慢性尿毒症
7. 免疫系统疾病
   a. 结缔组织病
   b. 幼年型类风湿性关节炎
   c. 慢性感染
8. AIDS
9. 遗传性果糖不耐受
10. 混合型营养不良症
11. 铁缺乏
12. 锌缺乏
13. 肿瘤化疗引起的食欲缺乏

I. 社会心理性矮小（心因性情感剥夺剥夺性侏儒）

（吴　薇　罗小平）

● 参考文献

1. Karen J. Marcdante，Robert M. Kliegman，HalB. jenson，RichardE. Benhrman. 尼尔森儿科学精要. 申昆玲，译. 北京：人民军医出版社，2013.
2. 龚四堂. 小儿内科疾病诊疗流程. 北京：人民军医出版社，2013.

第二章
身材矮小症的临床诊断

第一节 身材矮小症的诊断流程

身材矮小症的病因和种类繁多，严格地说，身材矮小症是一种症状，诊断和鉴别诊断都需依据病史、体格检查、实验室检查、影像学检查甚至遗传学检测等综合考量。

病史：出生身长和体重，有无围产期异常，发现矮小的年龄。既往身高、生长速度、生长轨迹。以往疾病史、家族史（详见第二章第二节"临床及实验室检查"）。

临床体征：体态是否匀称性：上下部量的比例是否正常和肢体是否对称。

骨龄和年龄的匹配性。

内分泌激素水平：甲状腺功能，垂体前叶内分泌相关激素，必要时包括甲状旁腺素等。

具体见图 2-1 和图 2-2。

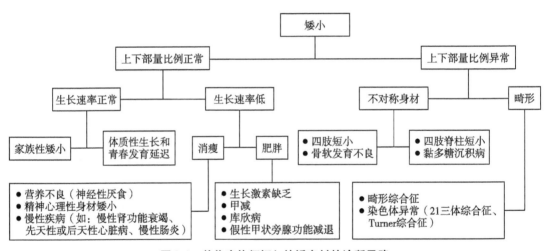

图 2-1 从临床体征切入的矮身材的诊断思路

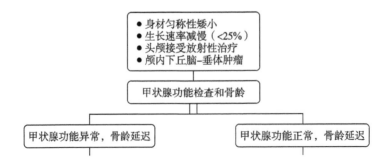

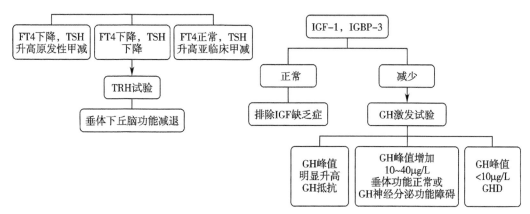

图 2-2 从激素水平为切入的矮身材的诊断思路

第二节 临床及实验室检查

正常的生长是遗传、营养、代谢、环境和内分泌因素相互作用的结果。在很大程度上，生长潜力取决于多基因遗传，这反映在父母和亲属的身高。身材矮小症是指在相似生活环境下，同种族、同性别和年龄的个体身高低于正常人群平均身高 2 个标准差者（-2SD）或低于第 3 百分位数（-1.88SD）者。除评估就诊时身高绝对值外，尽可能获取历年的身高资料至关重要，以得出生长速率以及能在生长曲线上显示生长轨迹。在生长曲线图上，如显示某一年龄段因疾病暂时性生长迟缓，使其身高降至 -2SD 或以下。其后虽生长速度正常，但没能实现"追赶"，依旧在 -2SD 时，提示当年矮小是以往疾病暂时阻止所致。但如果一直矮小，身高持续在某个低下的百分位上（一直低于 2 个百分位），往往是内因性矮小，如遗传性骨病等。如生长轨迹显示随年龄增大，身高在生长曲线上的百分位点渐降，属于"衰减性"生长，常见于 GHD。因此，在任何给定的时间段内或系列的资料所得到的身高值，获得了生长速度和得出生长轨迹时，较单个时间点的测量值更能反映生长障碍的性质和病因。对生长受损的孩子需要进行详细的评估包括病史、体检、常规或特殊的实验室检查、放射学检查、基因检测等，并要咨询儿科专科医生，如儿科内分泌专家。因此，为了做出正确的诊断，对生长滞后的小儿必须进行相应的临床观察和实验室检查，找出病因，得出干预对策。

一、病史

1. 患儿母亲妊娠史 孕期有无病毒感染或其他疾病、妊娠毒血症、营养不良、吸烟、酗酒等。以往的妊娠史，如习惯性流产。

2. 患儿出生史 出生时胎龄、娩出方式（头位、臀位；顺产、剖宫产）、是否有围产期损伤（如产钳助产）、出生身长和体重。

3. 生长发育史 历年生长速率、性发育、运动和智力发育史等。

4. 父、母亲青春发育 父母青春期发育启动时间，了解母亲初潮年龄、父亲身高突增年龄。若父母青春期启动晚，结合患儿情况考虑是否体质性生长和青春期延迟。

5. 家族成员身高和身材矮小症情况 父母身高及家族成员身高。按父母身高计算出靶身高（男孩：父母身遗传高平均值 +6.5cm，女孩：父母身高平均值 -6.5cm）。必要时询问祖代或旁系的身高。

6. **患儿的既往史** 幼年时喂养史(是否以往有营养不良)、慢性疾病(如慢性肝炎、肾炎、长期腹泻等)、用药史、饮食(进食习惯和摄入量)、睡眠、运动、有无受到歧视虐待或近期精神压力等不良心理环境(可导致的精神心理性矮小)。

二、体格检查

(一)除常规体格检查外,应正确测量和记录以下各项

1. 当前身高和体重的测定值和百分位数;
2. 身高年增长速率(至少观察 3 个月以上);
3. 外观 面容、体态、颅面比例、颈、胸、四肢、手掌、毛发、皮肤等;
4. 性发育分期;
5. 全身各系统检查,关注脊柱、四肢形态。

(二)体格检查注意事项

1. **身高的测量时间** 每次同一时间,一般早晨测量。

2. **身高的测量** ①3 岁以下,量身长:使用量床,仰卧位测量,测量时小儿头顶与头板接触,双耳在同一水平,双膝和下肢并拢紧贴底板,测量时测定板紧贴足跟和足底;②3 岁以上者,量身高:取正位测量,测量时枕部、臀部及双足跟均紧贴尺板,双足跟靠拢,两足尖成 45°,稍收下颏,使耳屏上缘与眼眶下缘的连线平行于地面。

3. **身高年增长速率**

(1)不同年龄段生长速率是不同的(表 2-1)。生长速率第一年最快,以后逐渐减慢,在青春期生长突增之前降至最低。5 岁以后的小孩如果生长速率每年低于 5cm,则需要进一步评估。如果在生长速率图上低于第 25 百分位,则提示身高预期差。

表 2-1 不同年龄段生长速率

年龄	生长速率
0~3 个月	每月 3.5cm
3~6 个月	每月 2cm
6~9 个月	每月 1.5cm
9~12 个月	每月 1.3cm
1~2 岁	每月 1.0~1.1cm;每年 12cm
2~3 岁	每年 8cm
3~4 岁	每年 7cm
4~9 岁	每年 5~6cm

(2)年生长速率的计算:除婴幼儿期外,一般以 6 个月~1 年的生长数据评价。

计算公式:(目前身高 −n 个月前身高)×12/n

如:6 个月前身高 114cm,目前身高 119cm,年生长速率(119−114)×12/6= 每年 10cm

4. **上下部量的比例** 随着生长发育,长骨生长改变了身体的比例

(1)出生时的比例为 1.7:1,3 岁时为 1.3:1,7 岁时为 1.1:1,10 岁时为 0.9:1。

(2)上部量:代表脊柱长度。耻骨联合上缘到头顶;下部量:代表下肢长度。耻骨联合上缘到足底(图 2-3)。

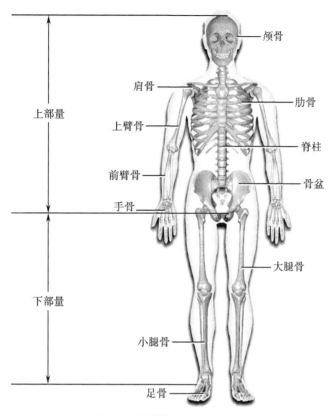

上部量

下部量

颅骨

肩骨

肋骨

上臂骨

脊柱

前臂骨

骨盆

手骨

大腿骨

小腿骨

足骨

图2-3　耻骨联合上缘到足底

（3）如果患儿出现了上下部量比例异常，则需考虑以下疾病，见表2-2。

表2-2　上下部量比例异常的疾病

上部量>下部量	上部量<下部量
软骨发育不全	黏多糖病
软骨发育不良	脊椎骨骺发育不良
成骨发育不全	营养不良萎缩性侏儒
多发性骺发育不良	黏脂质沉积病
软骨外胚层发育不良	龋脊柱
点状软骨发育不良	半椎骨
干骺端软骨发育不良	
致死性侏儒症	

按体型可将身材矮小症分为匀称性身材矮小症和非匀称性身材矮小症。匀称性身材矮小症是指患儿身材矮小，但身体各部分比例正常。如生长激素缺乏症（GHD）、特发性身材矮小症（idiopathic short stature，ISS）、家族性身材矮小症、体质性生长和青春发育延迟、小于胎龄儿（SGA）、Turner综合征、性早熟等。非匀称性身材矮小症患儿身材矮小，但身体各部分的比例不正常。如先天性甲状腺功能减退、软骨发育不全、成骨发育不全、黏多糖病等。

综上所述，儿童身材矮小症的诊断流程，首先就是要详细询问病史和全面体检，具体见图2-4。

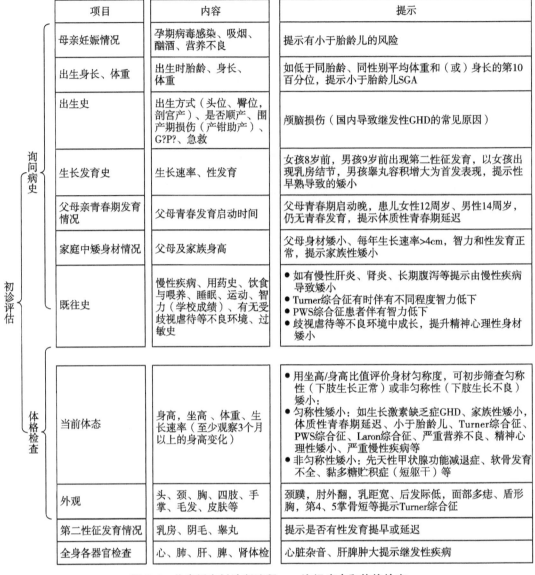

初诊评估	项目	内容	提示
询问病史	母亲妊娠情况	孕期病毒感染、吸烟、酗酒、营养不良	提示有小于胎龄儿的风险
询问病史	出生身长、体重	出生时胎龄、身长、体重	如低于同胎龄、同性别平均体重和（或）身长的第10百分位，提示小于胎龄儿SGA
询问病史	出生史	出生方式（头位、臀位，剖宫产）、是否顺产、围产期损伤（产钳助产）、G?P?、急救	颅脑损伤（国内导致继发性GHD的常见原因）
询问病史	生长发育史	生长速率、性发育	女孩8岁前，男孩9岁前出现第二性征发育，以女孩出现乳房结节，男孩睾丸容积增大为首发表现，提示性早熟导致的矮小
询问病史	父母亲青春期发育情况	父母青春发育启动时间	父母青春期启动晚，患儿女性12周岁、男性14周岁，仍无青春发育，提示体质性青春期延迟
询问病史	家庭中矮身材情况	父母及家族身高	父母身材矮小、每年生长速率>4cm，智力和性发育正常，提示家族性矮小
询问病史	既往史	慢性疾病、用药史、饮食与喂养、睡眠、运动、智力（学校成绩）、有无受歧视虐待等不良环境、过敏史	● 如有慢性肝炎、肾炎、长期腹泻等提示由慢性疾病导致矮小 ● Turner综合征有时伴有不同程度智力低下 ● PWS综合征患者伴有智力低下 ● 歧视虐待等不良环境中成长，提升精神心理性身材矮小
体格检查	当前体态	身高，坐高、体重、生长速率（至少观察3个月以上的身高变化）	● 用坐高/身高比值评价身材匀称度，可初步筛查匀称性（下肢生长正常）或非匀称性（下肢生长不良）矮小： ● 匀称性矮小：如生长激素缺乏症GHD、家族性矮小，体质性青春期延迟、小于胎龄儿、Turner综合征、PWS综合征、Laron综合征、严重营养不良、精神心理性矮小、严重慢性疾病等 ● 非匀称性矮小：先天性甲状腺功能减退症、软骨发育不全、黏多糖贮积症（短躯干）等
体格检查	外观	头、颈、胸、四肢、手掌、毛发、皮肤等	颈蹼，肘外翻，乳距宽、后发际低，面部多痣、盾形胸，第4、5掌骨短等提示Turner综合征
体格检查	第二性征发育情况	乳房、阴毛、睾丸	提示是否有性发育提早或延迟
体格检查	全身各器官检查	心、肺、肝、脾、肾体检	心脏杂音、肝脾肿大提示继发性疾病

图 2-4 儿童矮身材诊断流程——询问病史和体格检查

三、实验室检查

身材矮小症的诊断过程实质上是疾病鉴别诊断的过程，需依靠详细的病史、家族史、临床表现、体格检查、相关实验室检查等确定导致身材矮小的原因。一般的实验室常规检查包括：三大常规、肝肾功能、血糖、血脂和骨龄等。需行进一步的特殊检查的指征有：①身高低于正常参考值 −2SD（或低于第 3 百分位数）者；②骨龄低于实际年龄 2 岁以上者；③身高增长率在第 25 百分位数（按骨龄计）以下者，即：<2 岁儿童为每年<7cm；4.5 岁至青春期儿童每年<5cm，青春期儿童每年<6cm；④临床有内分泌紊乱症状或畸形综合征表现者；⑤其他原因需进行垂体功能检查者。根据患者病情可选择的检查项目包括：血气分析、骨密度、25 羟维生素 D_3，甲状腺功能激素、胰岛素样生长因子 1（IGF1）、胰岛素样生长因子结合蛋白 3（IGFBP3）。对非匀称性

矮小或有体态异常者,按需行头颅、胸部、脊柱、骨盆、四肢长骨X线摄片,必要时查骨密度。

(一)生长激素(GH)激发试验

GH激发试验在评价下丘脑-GH-IGF1轴功能过程中起着非常重要的作用。

生理状态下,GH呈脉冲式分泌。这种分泌与垂体、下丘脑、神经递质以及大脑结构和功能的完整性有关,有明显个体差异,并受睡眠、运动、摄食和应激的影响,故测定单次血GH水平不能真正地反映机体GH的分泌情况。因此,临床上应用GH激发试验作为诊断GHD的主要依据。经典的GH激发试验包括生理性激发试验(睡眠、运动)和药物激发试验。生理性激发试验要求一定的条件和设备,如深睡眠试验必须在脑电图的监测下,于睡眠的第三期或第四期采血测GH才能得到正确的结果;运动试验则必须达到规定的强度才能产生促进GH分泌的作用。同时,由于年龄和运动程度的差异,生理性激发对诊断的特异度和敏感度均不理想。因此,生理性激发对GH水平判定在儿童中意义不大。目前多主张选择作用方式不同的两种药物试验:一种抑制生长抑素释放的药物(胰岛素、精氨酸、吡啶斯的明)与一种兴奋生长激素释放激素(GHRH)释放的药物组合(可乐定、左旋多巴);两种药物可以分2天分别给予后进行,也可一次同时给予后进行。均在清晨空腹时进行。具体见表2-3。

表2-3　生长激素激发试验

筛查试验	方法	取血时间	备注
常规胰岛素(RI)	0.05～0.1U/kg,静脉注射	0分钟、15分钟、30分钟、60分钟、90分钟和120分钟	注射前后测血糖,血糖<40mg/dl或较基值下降一半为有效刺激。注射后60分钟取血测定皮质醇。不良反应是低血糖
精氨酸	0.5g/kg,最大量30g,用生理盐水稀释成10%溶液,30分钟静滴	0分钟、30分钟、60分钟、90分钟和120分钟	不良反应不明显
可乐定	0.15mg/m² 或4μg/kg,口服	同上	不良反应:嗜睡、恶心、呕吐及轻度血压下降
L-多巴	0.15g/1.73m² 或10mg/kg,最大量500mg,口服	同上	不良反应:可引起恶心、呕吐,多在1小时内消失
吡啶斯的明	1mg/kg,口服	同上	可能会发生肠痉挛、腹痛和心动过缓等反应,可用654-2 5～10mg对抗

以上试验均于用药前(即0分钟)和用药后30分钟、60分钟、90分钟、120分钟分别采静脉血测定GH;胰岛素试验需加15分钟采血,同时测血糖、皮质醇,当血糖降至空腹血糖的1/2时,才能激发GH的释放,所测数据始为有效。

结果判断:只要有一项试验GH峰值≥10μg/L,即排除GHD;当两项试验GH峰值均<5μg/L时为GH完全缺乏;GH峰值介于5～10μg/L之间时为GH部分缺乏。

GH激发试验是诊断GHD的重要依据,虽然因任何一种激发试验都有约15%的假阳性率,必须在两项药物(作用机制不同的2种药物)激发试验结果都不正常时,方能诊断GHD。但该试验在临床应用过程中仍有一定局限性,难以作为GHD诊断的金标准。如:①GH激发试验反映的是通过胰岛素、左旋多巴、可乐定等药物激发后GH的分泌情况,并非生理状态下GH的分泌。部分GH激发试验提示"正常"的患儿GH自然分泌量可能低于正常儿童。

② GH 激发试验影响因素众多，激发试验采用的药物、GH 的检测方法以及患儿的性发育状态等均可影响 GH 激发试验的结果。应用不同的药物激发，出现峰值的时间以及峰值的高低不同；不同实验室采用不同的检测方法和试剂，诊断阈值亦不相同。一部分生长缓慢的青春期前儿童经 GH 激发试验证实 GH 水平低于正常，给以性激素"预充"后，或进入青春期再次试验时 GH 释放正常，得以排除 GHD 的诊断。③ GH 激发试验的诊断阈值是人为设定的，不同国家和地区采用的诊断阈值不同。目前国际共识和我国采用的标准是峰值<10μg/L，部分国家则采用更严格的标准如<7μg/L 或 5μg/L。峰值受年龄、性别、青春期发育以及激发药物等因素的影响。正常儿童和 GHD 儿童，特别是和部分性 GHD 患儿之间 GH 峰值存在重叠现象。GH-IGF1 轴功能异常的患儿也可出现 GH 激发试验 GH 峰值>10μg/L。④ GH 激发试验重复性欠佳。采用不同的激发药物、rhGH 治疗前后、青春期前后进行 GH 激发试验，结果均不尽相同。单纯根据 GH 激发试验结果诊断 GHD，易造成误诊或漏诊。因此，不能单纯根据激发试验中 GH 的峰值来决定其分泌是否正常，或将激发试验作为 GHD 的诊断金标准。

基于以上问题，为减少 GHD 的误诊率，人们致力于寻找更为敏感、特异的方法。如 IGF1 检测、GH 自然分泌量测定等。

IGF1 和 IGFBP3 水平跟随 GH 分泌状态而改变，但它们的改变速度较慢。血清 IGF-1 的浓度和血清 GH 水平在 24 小时内大致平行。血清 IGF1 出生时的水平非常低，随后在儿童期缓慢升高，在青春发育期升高显著，以后随着年龄的增长而有所减少。青春期女孩出现高峰的时间约早于男孩 2 年。血清 IGF1 因无明显脉冲式分泌和昼夜节律，相对稳定，能较好地反映内源性 GH 分泌状态，因此一度被认为是 GHD 的筛查指标。由于 IGF1 受性别、年龄、青春期、营养状态及遗传因素的影响，各实验室宜建立相应的正常参考值。IGF1 水平显著降低，可考虑 GHD，但 IGF-1 水平正常也不能完全除外 GHD、不能排除 GH-IGF1 轴功能异常。IGFBP3 的水平变动与 IGF-1 相似，但变化较小。IGFBP3 水平降低对 3 岁以下的 GHD 儿童诊断有帮助，但对 3 岁以上身材矮小症儿童诊断敏感度低。所以，对此两种激素测值需结合年龄、性别、年龄、青春期、营养状况等因素判断。

评价 GH 的自然分泌速率可通过 24 小时内每间隔 20～30 分钟频繁或持续采血来检测 GH 浓度以及脉冲的频率和幅度。GH 的脉冲分泌量可以用 24 小时 GH 分泌曲线下的积分面积或 24 小时 GH 分泌的总峰值来表示。对大多数（97%）儿童而言，夜间 12 小时或 24 小时血清 GH 的浓度较 GH 激发试验能更准确的反映 GH 的自然分泌，能更好地预测 GH 的治疗反应，而且对 GHND（生长激素神经分泌功能紊乱）的诊断有重要意义，且该试验的重复性相对较好。但检测内源性 GH 的自然分泌耗资、费时、方法繁琐，临床上不易进行，虽常多用于科研，但目前也较少应用。

因此，目前对下丘脑 - 垂体 -IGF1 轴功能异常导致的身材矮小症的诊断仍应结合病史、临床症状和体格检查、GH 激发试验、血清 IGF1 和 IGFBP3 的测定等综合分析，与此同时，应注意评价其他垂体 - 内分泌轴的功能。

（二）骨龄检测

骨骼的发育贯穿于整个生长发育过程中，骨龄（bone age，BA）是评估生物体发育情况的良好指标，也是评估身材矮小症最重要的一个工具。骨龄是根据不同年龄各个骨化中心 X 线的特定图像出现时间不同来确定，其代表发育年龄，比实际年龄（CA）更能反映人体骨骼的成熟度。

一般是拍摄左手腕部的 X 线片，观察指骨、腕骨及桡骨、尺骨下端的骨化中心出现的时间、面积大小，判断骨骼实际发育程度，来确定骨龄。目前国内外使用最多的方法是 G-P 法（Greulieh &

Pyle)和TW3法(Tanner. Whitehouse),我国临床上多数采用G-P法,在科研方面多采用TW3法。正常情况下,骨龄与实际年龄的差别应在−1～+1岁之间,落后或超前过多即为异常。

骨龄评估的临床意义包括:①较准确地反映生长发育水平和成熟程度;②能及早了解儿童的生长发育潜力以及性成熟的趋势;③可预测儿童的成年身高;④骨龄的测定还对一些儿科内分泌疾病的诊断有很大帮助:如骨龄提前:性早熟、卵巢颗粒细胞瘤、肾上腺皮质增生症或肿瘤、甲亢、单纯性肥胖伴身材增长过快。如骨龄落后:生长激素缺乏症、Turner综合征、甲减、软骨发育不全等导致骨龄明显落后;⑤可指导内分泌临床用药和内分泌轴其他相关检查。

(三)内分泌轴其他相关检查

1.若患儿属多种垂体激素缺乏时,则视需要检测垂体前叶其他激素分泌功能,如促甲状腺激素(TSH),同时测 T_4、T_3、促肾上腺皮质激素(ACTH),同时测皮质醇、促性腺性激素(如LH、FSH)、RPL,同时测 E_2、T。必要时查垂体后叶的抗利尿激素(ADH)等。对于青春期患儿身材矮小者,建议行LHRH激发试验,以判断是否有促性腺激素缺乏。

2.IGF-1生成试验　主要用于怀疑存在GH抵抗(基础血浆GH水平升高或正常,IGF-1降低),测定GH受体功能,如Laron综合征。

方法:按0.3IU/(kg•d),每晚皮下注射生长激素,共4天。于注射前和末次注射后各采血样1次,测定IGF-1,于第5日晨8～10时,再次采血测上述指标。

结果分析:

正常人IGF-1在注射后较基线值增高3倍以上,或达到与其年龄相当的正常值;Laron综合征身材矮小症的IGF-1浓度仍为低水平。

3.依据患儿的临床表现,可需要对患儿的其他激素选择进行检测

(1)怀疑Cushing综合征导致的矮小:应检测皮质醇、ACTH,如原发性Cushing病、肾上腺皮质肿瘤,应用大剂量皮质激素后表现为Cushing综合征的患者血ACTH降低;而垂体瘤引起的继发性Cushing病ACTH则升高。

(2)性腺轴激素检测:黄体生成素(LH)、卵泡刺激素(FSH)、雌二醇(E_2)E_2、睾酮(T)、催乳素(PRL)、绒毛膜促性腺激素(hCG)。

4.下丘脑、垂体的影像学检查身材矮小症儿童应按需进行头颅的MRI检查(重点是垂体、蝶鞍区)。了解有无先天发育异常或占位性病变。原发性GHD常可见垂体前叶发育不全,垂体柄断裂,垂体后叶信号异常和蝶鞍空洞等。

5.核型分析　对疑有染色体畸变的患儿应进行核型分析。身材矮小症女性均应做染色体核型分析。

(四)基因及分子生物学检查

随着遗传学及分子生物学技术的不断进展,近年来对身材矮小的遗传病因研究取得了很大的进步。已找到越来越多的基因变异导致生长落后。从大量的GHRH-GH-IGF1轴的信号通道相关基因的发现,到进一步探索和揭示生长板软骨自身调控系统对生长的影响,遗传学手段已广泛应用于身材矮小症的诊疗。

那么是否所有身材矮小症的患儿都需要进行基因检测呢?临床实践已显示与生长异常相关的单基因变异更能体现基因检测的诊断效用。

基因检测确定罕见单基因性身材矮小症很重要,理由如下:①可以完成诊断工作和家属对病因的不确定性;②可能会提醒临床医生患儿可能存在其他合并症;③遗传咨询是无

价的；④它可能对治疗有影响（例如某些病症，如 Bloom 综合征是 GH 治疗的禁忌证）。关于谁应该接受基因检测的问题，临床医师应该考虑几个因素，提高单基因性身材矮小症的诊断可能性。目前认为下列身材矮小症患者适合进行致病基因检测：①极度矮小的 GH 缺乏；②多种垂体激素缺乏；③明确的 GH 不敏感；④身高低于均值 −3 标准差（SD）；⑤合并小头畸形；⑥其他先天性畸形或有畸形特征；⑦有骨骼发育不良的证据；⑧伴有智力障碍；⑨未达到追赶的小于胎龄儿。其中生长衰减的严重程度，是否存在其他异常情况，是否存在兄弟姐妹或具有相似特征的父母以及血缘关系可能是最重要的指标。

（五）矮小遗传评估（图 2-5）。

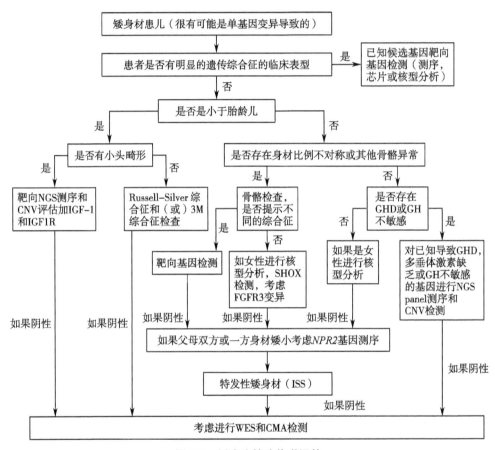

图 2-5 矮小症的遗传学评估

注：NGS：新一代测序技术；CNV：拷贝数变异；Panel：组合；WES：全外显子组测序；CMA：染色体芯片分析

四、身材矮小症儿童终身高预测

（一）身高的评估

1. 按照中国 0～18 岁儿童青少年生长表来判定

（1）标准差法：一般 $\bar{X} \pm 2SD$ 为正常范围，低于平均身高两个标准差（−2SD）为矮小。

（2）按照百分位法：身高处于第 3～97 百分位之间术语正常范围，低于正常身高第 3 百分位数为矮小。

（3）按照中国 0～18 岁儿童青少年生长曲线图来判定：在第 3 百位数曲线下为矮小。

2. 靶身高

靶身高（target height，TH），又称为遗传身高。从遗传角度来说，儿童的身高很大程度上受父母身高的影响，根据双亲身高计算儿童的遗传身高或称为靶身高已在儿科临床得到广泛应用。临床上主要采用了以下计算方法：

（1）CMH（the Corrected Mid parental Height）法：

男孩：靶身高 =（父身高 + 母身高 +13）/2±5（cm）

女孩：靶身高 =（父身高 + 母身高 −13）/2±5（cm）

该法自从 20 世纪 70 年代起，在临床上普遍应用至今。但由于父母和孩子所处时代不同，营养状况亦不同，因此，这种将遗传因素近 100% 作为考量因素的方法越来越受质疑。

（2）FPH（the Final Height for Parental Height）法：有研究提出了新的靶身高计算方式，认为此法更为准确、合理。

男孩：靶身高 =45.99+0.78×（父母身高中值）±5.29（cm）

女孩：靶身高 =37.85+0.75×（父母身高中值）±5.29（cm）

需要注意的是：①计算公式是经过统计学处理后得出，只有约 95% 的正常人在此范围内；②计算出的中间值后面的 ±5.29cm，是统计学上的标准差，正常人可能高于或低于中间值，但并不代表完全正常的人通过平衡的营养、良好的睡眠和锻炼就能在遗传身高基础加5.29cm；③遗传身高只是完全正常人应该达到的成年身高范围，不代表所有孩子都能达到。千万不要因计算出的遗传身高尚可而不重视孩子的生长、发育情况。

3. 身高标准差数值（standard deviation score，SDS）的计算

身高 SDS=（实际身高 cm − 同种族同年龄同性别平均身高 cm）/（同种族同年龄同性别人群身高标准差）

例如：男孩，8 岁，身高 116cm。中国 8 岁男童身高平均值为 130.0cm，标准差（SD）为5.3cm，则该男孩的身高 SDS 为（116−130）/5.3 =−2.64

由于影响身高的因素很多，预测对象的营养、疾病、环境等许多因素也无法预测，所以各种预测方法虽有一定的科学依据但身高预测的误差总是不可避免的。总的来说预测的结果可以反映整体趋势。

（侯　凌　罗小平）

● 参考文献

1. 中华医学会儿科学分会儿童保健学组. 中国儿童体格生长评价建议. 中华儿科杂志，2015，53（12）：887-892.

2. Alan DR，Gregory FH. Etiologies and Early Diagnosis of Short Stature and Growth Failure in Children and Adolescents. J Pediatr，2014，164：S1-S14.

3. Jeffrey Baron，Lars Sävendahl，Francesco De Luca，et al. Short and tall stature：a new paradigm emerges. Nat Rev Endocrinol，2015，11（12）：735-746.

4. E Maroulietal. Rare and low-frequency coding variants alter human adult height. Nature，2017，542（7640）：186-190.

5. Andrew Dauber. New genetic tools in the diagnosis of growth defects. Growth Hormone &IGF Research（2017）.

6. Andrew Dauber，Ron G. Rosenfeld，Joel N. HirschhornGenetic Evaluation of Short Stature. J Clin Endocrinol Metab，2014，99（9）：3080-3092.

7. Matthijs G，Souche E，Alders M，et al. Guidelines for diagnostic nextgeneration sequencing. European Journal of Human Genetics，2016，24：2-5.

8. Jan M Witl，Wilma Oostdijkl，Monique Losekoot，et al. Novel genetic causes of short stature. European Journal of Endocrinology，2016，174，R145-R173.

第三章
身材矮小症的治疗和干预原则

1956年，从人垂体中分离和提纯的生长激素（pituitary derived human growth hormone，phGH）问世，并随之应用于生长激素缺乏症（growth hormone deficiency，GHD）的治疗。因1984年始相继报道了应用phGH的患者中出现了数十例Creutzfeldt-Jakob病，1985年初期phGH被美国食品药品管理局（U. S. Food and Drug Administration，FDA）禁用。之后数月，生化合成的生长激素被美国FDA核准上市，但由于具有较高抗原性易产生抗体，而很快停用。同年体外合成重组人生长激素（recombined human growth hormone，rhGH）成功并上市，使GH的大量临床应用成为可能。美国FDA批准其用于GHD儿童的治疗，并相继批准用于慢性肾功能不全肾移植前、Turner综合征、Prader-Willi综合征、生后无生长追赶的小于胎龄儿（small for gestational age，SGA）、特发性身材矮小症（idiopathic short stature，ISS）、短肠综合征、SHOX基因缺失、Noonan综合征等非生长激素缺乏症患者身材矮小症的治疗。

rhGH治疗可有效提高大多数身材矮小症患者的生长速率、改善最终成年身高。治疗效果具有剂量依赖效应且存在个体差异，不同疾病的起始治疗剂量亦有所不同。针对rhGH的临床应用，国内外相关内分泌协会出台了多项相关诊治指南和共识。现将部分内容简介如下（参阅全文可查参考文献）。

一、rhGH治疗的适应证

目前可用rhGH治疗的导致身材矮小的疾病：GHD、ISS、Turner综合征、Prader-Willi综合征、SGA、短肠综合征、SHOX基因缺失、Noonan综合征等。

1. 生长激素缺乏症（GHD）

GHD是第一个被美国FDA批准可用rhGH治疗的疾病。GHD诊断依据：①身高落后于同年龄、同性别正常健康儿童身高的第3百分位数（-1.88SD）或2个标准差（-2SD）以下；②年生长速率3岁以下每年<7cm；3岁～青春期每年<5cm；青春期每年<6cm；③匀称性矮小、面容幼稚；④智力发育正常；⑤骨龄落后于实际年龄；⑥两项GH药物激发试验GH峰值均<10μg/L；⑦血清IGF-1水平低于正常。GHD诊断的过程中，还需评价下丘脑-垂体-其他内分泌轴功能。对已确诊GHD的患儿，均需行垂体MRI，明确是否器质性GHD。

GH药物激发试验是目前临床诊断GHD的重要依据，必须在两项药物（作用机制不同的2种药物）激发试验结果都不正常时，方能诊断GHD。但该试验有一定局限性，难以作为GHD诊断的金标准。如：GH激发试验不能反映生理状态下的GH分泌情况；该试验重复性及准确性欠佳、影响因素多，激发药物、GH检测方法、性发育状态等均可影响GH激发试验的结果。而且GH激发试验中GH峰值的诊断阈值是人为设定的，峰值受年龄、性别、青春期发育以及激发药物等因素的影响。正常儿童和GHD儿童，特别是和部分性GHD患儿之间GH峰值存在重叠现象。GH-IGF-1轴功能异常的患儿也可出现GH激发试验GH峰值>10μg/L。单纯根据 GH 激发试验结果诊断 GHD，易造成误诊或漏诊。血清 IGF-1 因无明显脉冲式分泌和昼夜节律，相对稳定，能较好地反映内源性 GH 分泌状态，因此一度被认为是 GHD 的筛查指标。但 IGF-1 受性别、年龄、青春期、营养状态及遗传因素的影响，各实验室宜建立自己相应的正常参考值。IGF-1 水平降低，可考虑 GHD 可能，但 IGF-1 水平正常也不能完全除外 GHD。IGFBP3 水平降低对 3 岁以下的 GHD 儿童诊断有帮助，但对 3 岁以上身材矮小症儿童无诊断意义。

2. 特发性身材矮小症（ISS） 特发性身材矮小症是指身高低于同性别、同年龄、正常儿童平均身高的 2 个标准差（-2SD）；排除了 GHD、SGA、系统性疾病、其他内分泌疾病、营养性疾病、染色体异常、骨骼发育不良、心理情感障碍等导致的身材矮小症。其实质是一组目前病因未明的导致身材矮小疾病的总称。ISS 是排他性诊断，在诊断过程中务必根据患者的病史、家族史、临床表现、体格检查、相关实验室检查等排除其他导致身材矮小的原因。目前诊断 ISS 的患者可能存在 GH 分泌量减少、SHOX 基因缺陷、GH 启动子功能障碍、GH 分子异常、GH 信号途径遗传缺陷等。随着基因分析技术的临床广泛应用，在 ISS 患儿中可能会发现更多 GH-IGF-1 轴相关基因异常。

国内推荐用 rhGH 治疗的 ISS 患者，应满足下列条件：①身高落后于同年龄、同性别正常健康儿童平均身高 -2SD；②出生时身长、体重处于同胎龄儿的正常范围；③排除了系统性疾病、其他内分泌疾病、营养性疾病、染色体异常、骨骼发育不良、心理情感障碍等其他导致身材矮小的原因；④GH 药物激发试验 GH 峰值≥10μg/L；⑤起始治疗的年龄为 5 岁。

3. 小于胎龄儿（SGA） SGA 是指出生体重和（或）身长低于同胎龄正常参考值第 10 百分位的新生儿；或指出生体重低于同胎龄正常参考值 -2SD 或第 3 百分位的新生儿。国内普遍采用前者作为 SGA 的诊断指标。

FDA 于 2001 年批准 rhGH 用于 SGA 的治疗，但并非所有出生时诊断 SGA 的患儿均需应用 rhGH 治疗。大多数 SGA 在生后 6～12 个月实现追赶生长。2～3 岁时，90% 的 SGA 实现追赶生长。但早产 SGA 可能要经 4 年或 4 年以上身高才能达到正常范围。

关于 SGA 患儿起始治疗的年龄，美国 FDA 推荐 2 岁 SGA 儿童未实现追赶生长者即可开始 rhGH 治疗。欧洲 EMEA 推荐 4 岁以上身高 SDS<-2.5；生长速度低于同年龄均值；身高 SDS 低于遗传靶身高 SDS 的 1SD 可用 rhGH 治疗。国际儿科内分泌学会和 GH 研究学会推荐 2～4 岁 SGA 儿童无追赶生长，身高 SDS<-2.5 可考虑开始 rhGH 治疗；对于 4 岁以上未实现追赶生长，身高 SDS-2～-2.5 的 SGA 患儿是否应用 rhGH 治疗尚未有统一共识，但大部分专家认为身高<-2.0SDS 可考虑 rhGH 治疗。

国内建议 SGA 患儿 rhGH 治疗指征：①出生体重和（或）身长低于同胎龄正常参考值第 10 百分位；②≥4 岁身高仍低于同年龄、同性别正常儿童平均身高 -2SD。

4. Turner 综合征（Turner syndrome，TS） Turner 综合征是临床常见的性染色体异常疾病，发病率为 1/2 500～1/2 000 活产女婴。患儿出生时即有身长 / 体重落后，2～3 岁后生长显著缓慢，正常青春期年龄后生长落后更为明显。典型 TS 的诊断依据为：①生长发育落后；②性腺发育不全；③具有特殊的躯体特征，如：后发际低，面部多痣，颈蹼，肘外翻，乳距宽，盾形胸，第 4、5 掌骨短等；④染色体核型分析提示 X 染色体完全缺失或结构异常。因生长落后可为 TS 患儿青春期前唯一的临床表现，故青春期前生长落后的女孩应常规行染色体核型分析，以排除 TS。

一般认为在 TS 患儿的身高位于正常女性生长曲线的第 5 百分位数以下时，即应开始 GH 的治疗，可在 2 岁时开始治疗。

5. Prader-Willi 综合征（Prader-Willi syndrome，PWS） Prader-Willi 综合征多由于

15q11-13 父源性缺失、母源性单亲二倍体或 *sNRPN*、*NDN*、*MAGEL2*、*MKRN3* 等印记基因异常所引起的一种综合征。临床主要表现为：婴儿期喂养困难、肌张力低下，幼儿期生长落后，肥胖，智力发育障碍，低促性腺素性功能减退。2000 年，FDA 批准 rhGH 用于儿童 PWS 的治疗。

关于 PWS 的起治年龄目前尚未统一，但普遍认为在肥胖发生前（通常 2 岁左右）开始 rhGH 治疗是有益的。rhGH 治疗对改善 PWS 患儿的生长发育、体成分（body composition）、脂肪利用等多方面有显著效果。但在 rhGH 治疗的同时，仍应强调饮食控制、生活方式干预等综合治疗。PWS 易发生扁桃体肥大、腺样体肥大、上气道梗阻，重度肥胖患儿可能并发严重的呼吸功能障碍而致死。在 rhGH 治疗前，尤应注意检查口咽部、监测呼吸睡眠等相关检查。

rhGH 治疗不会增加患者胰岛素抵抗的危险性，但特别肥胖或体重快速增加的患儿，发展成糖尿病的危险性增加。严重肥胖、未控制的糖尿病、未控制的严重阻塞性睡眠呼吸暂停、活动性肿瘤、活动性精神病禁用 rhGH。

6. Noonan 综合征（Noonan syndrome，NS）　Noonan 综合征是一种相对常见、多发先天畸形的综合征。国外发病率 1/2 500～1/1 000 活产婴，男女发病均等。主要临床表现为：生长落后、特殊的面部特征、骨骼畸形、先天性心脏病。80%NS 伴有先天性心脏病，以右心系统病变为主，如肺动脉狭窄、肥厚型心肌病等。患者的染色体核型分析正常。目前已经报道的基因异常涉及 *PTPN11*、*KRAS*、*NRAS*、*SOS1*、*RAF1*、*BRAF*、*SHOC2* 等。NS 患儿出生时，身长和体重正常。生后出现生长发育迟缓，青春期发育延迟，无青春期生长突增。

二、rhGH 的治疗方案

1. 治疗剂量和方法　针对不同疾病 rhGH 的起始治疗剂量亦有所不同（表 3-1）。

表 3-1　rhGH 的治疗剂量

疾病	剂量 μg/(kg·d)	U/(kg·d)
生长激素缺乏症		
儿童期	25～50	0.075～0.15
青春期	25～70	0.075～0.2
Turner 综合征	50	0.15
PWS	35～50	0.10～0.15
SGA	35～70	0.1～0.2
ISS	43～70	0.125～0.2

rhGH 治疗应采用个体化原则，宜从小剂量开始，最大量不宜超过 0.2U/(kg·d)。采用每周剂量分 6～7 天给药方式，于睡前 30 分钟皮下注射。常用注射部位：大腿中部外侧面，也可选择上臂和腹壁等处。1 个月内不要在同一部位注射 2 次，两针间距 1.0cm 左右，以防短期重复注射导致皮下组织变性，影响疗效。在治疗过程中，宜根据生长情况以及生化检测结果等适时进行剂量调整。

2. rhGH 种类　rhGH 的生物合成技术有两种，一种是细菌（原核）重组，另一种是哺乳动物细胞（真核）重组。目前，国内外 rhGH 多采用大肠埃希菌分泌型基因表达技术合成，其氨基酸含量、序列及蛋白质结构与天然生长激素相同。目前国内 rhGH 制剂有冻干粉针剂、水剂、长效 rhGH 制剂。

3. 疗程　rhGH 治疗疗程视病情需要而不同。来自 NCGS 大样本长期 rhGH 治疗的人群数据表明开始治疗的年龄越小，疗效越好；身高 SDS 随着治疗时间的延长而不断改善，治疗时间越长，身高 SDS 的改善越显著。为改善成年身高，应至少治疗 1 年以上。

4. rhGH 治疗效果的评价 rhGH 短期治疗效果评价指标：以身高 SDS 的变化为最好，生长速率、生长速率 SDS 或年生长速率变化可供参考。

长期治疗效果评价指标：成人身高 SDS、成人身高 SDS 与 rhGH 开始治疗时身高 SDS 的变化、成人身高与预测身高的差值、成人身高与遗传靶身高的差值。

5. rhGH 治疗过程中剂量的调整 临床通常根据病种、体重、青春期状态选择初始治疗剂量。在治疗过程中，rhGH 剂量调整的策略有：①根据体重选择和调节剂量；②根据治疗反应调节剂量；③根据性发育状态调节剂量；④根据生长预测模型（目前研究结果不同，尚未有统一的生长预测模型）；⑤根据血清 IGF-1 水平调整剂量。

IGF-1 水平是评价 rhGH 治疗安全性和依从性的主要指标。研究显示 IGF-1 水平与短期的身高增加有相关性，但血清 IGF-1 是否可作为判定 GH 治疗反应的指标还未在长期研究中得到证实。在治疗过程中应维持 IGF-1 水平在正常范围内。在依从性较好的情况下，若生长情况不理想，且 IGF-1 水平较低，可在批准剂量范围内增加 rhGH 剂量；在最初治疗 2 年后，若血清 IGF-1 水平高于正常范围，特别是持续高于 2.5SDS，可考虑减量。同时也应注意，在治疗的最初 6～12 个月，依从性好，且治疗剂量合适的情况下，若生长速率未增加，血清 IGF-1 水平未增加，通常提示继续 rhGH 治疗是无效的。需进一步评价诊断是否正确，应注意排除生长激素不敏感综合征或 IGF-1 缺乏或其受体缺陷等。

三、rhGH 治疗监测

应用 rhGH 治疗的患儿应定期在儿科内分泌门诊监测治疗的有效性和安全性。主要监测内容为：生长发育指标、实验室检查指标、不良反应等。具体监测指标见表 3-2。

表 3-2 rhGH 治疗过程中的监测指标及监测频率

项目	复查频率
生长发育指标	
身高、体重、性发育情况	每 3 个月
生长速率	每 3 个月
身高 SDS	每 6 个月～1 年
实验室检查指标	
甲状腺功能	每 3 个月复查 若治疗过程中生长速率降低，及时复查
血清 IGF-1、IGBP-3	每 3～6 个月
空腹血糖、胰岛素	每 3 个月 若出现空腹血糖受损，及时行糖耐量试验
肝肾功能、肾上腺皮质功能、HbA1c 等	每 6～12 个月，或根据病情
骨龄	每 12 个月 青春期，必要时可半年复查
垂体 MRI	GHD 首诊后未即刻用药或停药后再次用药的患者，若间隔一年以上，需复查头颅 MRI
安全性监测	
不良反应	每 3 个月以及每次就诊
其他	根据患儿病情而定

此外，GHD 患儿还应注意监测肾上腺皮质功能，器质性生长激素缺乏症患儿应注意复查垂体磁共振。PWS 患儿还应注意监测腰围、皮褶厚度、血脂水平、肝脏 B 超等。

在注重监测治疗效果的同时，整个治疗过程中还应特别强调安全性的监测。每次随访，均应注意检查是否有不良反应发生。rhGH 治疗总体不良反应的发生率低于 3%。目前报道 rhGH 治疗的相关不良反应有良性颅高压、糖代谢的影响、甲状腺功能减退、股骨头滑脱、脊柱侧弯、诱发肿瘤的可能性、色素痣、手脚变大等。注射局部红肿及皮疹并不常见，中耳炎、胰腺炎、男性乳腺发育等亦有少数报道。

（1）良性颅高压：良性颅高压通常发生在治疗的最初几个月。在器质性生长激素缺乏症、Turner 综合征、慢性肾功能不全患者中发生率较高。主要表现为：头痛、视力变差、恶心或呕吐等。良性颅高压通常是可逆性的，停药或减少剂量后，症状会消失。症状重的必要时可采取降颅压措施，如给予小剂量的脱水剂或利尿剂等。

（2）甲状腺功能减退：rhGH 治疗初数月内甚至治疗 1 年后，部分患儿可出现甲状腺功能减退。

治疗前需全面评价甲状腺功能，排除中枢性甲低，甲状腺炎。若存在甲状腺功能低下，rhGH 治疗前，需调整甲状腺功能至正常，再合并 rhGH 治疗。在治疗过程中注意监测，每 3 个月复查甲状腺功能，若出现 FT_3、FT_4 水平低于正常，考虑左旋甲状腺素治疗，并根据血清 FT_3、FT_4、TSH 水平进行剂量调整。

（3）糖代谢异常：NCGS 和 KIGS 的数据表明 rhGH 治疗并不增加 1 型糖尿病的发病率。但 rhGH 长期治疗可降低胰岛素敏感性，增加胰岛素抵抗，部分患者出现空腹血糖受损、糖耐量受损。但多为暂时可逆的，极少发展为糖尿病。绝大多数患者在 rhGH 治疗中血糖维持在正常范围。

遗传因素、糖尿病、高血脂等代谢性疾病家族史，是糖代谢异常的高危因素。特别是 TS、PWS、SGA 为发生 2 型糖尿病的高危人群，此类患儿接受 GH 治疗后发生 2 型糖尿病的风险远高于正常人群，应根据病情权衡利弊，在充分知情同意的前提下决定是否进行 rhGH 治疗，并在治疗过程中密切监测患儿糖代谢相关指标。

所有患者在 rhGH 治疗前均应筛查空腹血糖、胰岛素；对筛查异常者进行口服糖耐量试验，排除糖耐量异常和糖尿病；治疗起始阶段每 3 个月监测糖代谢指标（空腹血糖及胰岛素，必要时餐后 2 小时血糖及胰岛素、HbA1c 等）。

（4）rhGH 治疗和肿瘤（新发肿瘤、肿瘤复发、继发肿瘤）：rhGH 治疗不会增加无肿瘤发生风险患者新发恶性肿瘤（如白血病、中枢神经系统肿瘤或颅外恶性肿瘤等）的发生风险。对肿瘤已治愈者，目前的数据未能表明 rhGH 治疗会增加肿瘤的再发风险。rhGH 治疗也不影响脑肿瘤、颅咽管瘤、白血病的复发。

rhGH 治疗患者中，肿瘤新发、复发和继发的发生率在器质性生长激素缺乏症（OGHD）较高，其次是慢性肾功能不全、Turner 综合征。绝大多数肿瘤复发发生在最初 2 年内，所以不提倡颅部肿瘤在放疗后 2 年内进行 rhGH 治疗，且在给予 rhGH 治疗前以及治疗过程中应仔细监测肿瘤进展或复发迹象。

为规避肿瘤的发生风险，在 rhGH 治疗前，所有患者均应详细询问病史、规范诊治、完善各项检查。对患肿瘤并正接受治疗的患者，禁用 rhGH 治疗。有肿瘤既往史的儿童，综合考虑肿瘤恶性程度、进展状态，慎用 rhGH 治疗。无肿瘤既往史儿童，应了解患儿是否有肿瘤家族史，尤其是有遗传倾向的肿瘤家族史如消化道肿瘤（结肠癌）。如必要可实验室检查肿瘤相关指标（如 CEA、CA242、AFP、β-hCG 等）。

治疗前常规检查头颅 MRI，首诊后未即刻用药的患者，或停药后再次用药的患者，如果间隔一年及以上，需复查头颅 MRI。在治疗过程中严密随访，每 3～6 个月复查时，应注意视野、视力的改变，颅内压升高症状等。

（5）骨骼改变：股骨头滑脱、脊柱侧弯、手脚变大等。

骨骼改变是由于生长过快所致，而非 rhGH 的直接不良反应。

股骨头滑脱多在生长速度过快、肥胖、性腺功能低下、甲状腺功能减退症、甲状旁腺功能亢进症等患者中发生。器质性 GHD、TS 应用 rhGH 治疗的患者中，股骨头滑脱发生率高于其他治疗患者。因此，治疗前对可疑患儿应进行骨盆 X 线检查；治疗期间不鼓励患者进行剧烈运动，并严密随访患儿有无出现跛行、髋关节或膝关节疼痛等。

特发性脊柱侧凸在 Turner 综合征以及 Prader-Willi 综合征患者中发病率高于一般人群。对此类患者在治疗前及治疗过程中宜常规监测有无脊柱侧凸发生。若程度较轻，可及时与整形外科合作。

手脚变大多见于 Turner 综合征、治疗剂量较大、治疗开始时间偏晚、已至青春发育期后期的儿童。

（6）色素痣：rhGH 治疗不会导致色素痣的增加，不会引起皮肤癌的发病风险增高。

（7）死亡率：目前的研究不能证实儿童期 rhGH 治疗与成年后死亡率增加有因果关系。但在治疗时应注意不要超剂量应用 rhGH 治疗，长期治疗的患儿还应注意监测血常规、凝血功能、心血管疾病等相关指标。

PWS 患者应用 rhGH 治疗有出现死亡的报道，多见于极度肥胖的患者，死亡原因为呼吸系统问题以及意外等。但因缺乏 PWS 的自然死亡率报道，目前资料尚未证实与 rhGH 治疗有关。对于极度肥胖、不能控制的体重增加、胃食管反流，呼吸道保护作用差、存在呼吸系统问题，特别是上气道梗阻的 PWS 患儿，应慎用 rhGH 治疗。

（8）其他：文献报道的其他不良反应，如肾上腺皮质功能不全、胰腺炎、男性乳腺发育等虽较少发生，但亦应引起警惕。

四、rhGH 治疗停药指征

1. GHD 为改善身高，GHD 患儿的 rhGH 疗程宜长，可持续至身高满意或骨骺融合。

过渡期：约 30%～50% 的 GHD 患儿成人后生长激素缺乏状态仍持续存在，发展为成人 GHD。有 rhGH 治疗史的患者一般需停用 rhGH1～3 个月再进行 GH 分泌功能评价，但儿童期有多垂体功能低下、GH 合成遗传缺陷、严重器质性 GHD 可不必再进行 GH 功能评价，即可诊断。一旦成人 GHD 诊断确立，为改善脂代谢紊乱、骨代谢异常、心功能等，应继续 rhGH 治疗。但治疗剂量较小：男性 0.6U/d，女性 0.9U/d，老年患者 0.3U/d。

2. ISS 关于 ISS 治疗的停药指征目前有不同观点：①治疗达到近似成人身高后应停药，即生长速率<2cm/a，和（或）男孩骨龄>16 岁，女孩骨龄>14 岁。②治疗后身高达正常成人身高范围内（>-2SDS）可终止治疗。③其他因素影响疗程，如家长满意度、经济原因等。

3. SGA 对 rhGH 治疗有效的患儿不主张在用药 2～3 年即停药。SGA 患儿生长速率<2cm/a，可考虑停药。

4. TS TS 患儿已获得满意身高或骨龄≥14 岁、生长速率<2cm/a，可考虑停药。

5. PWS PWS 患儿的停药时间具有争议，有学者认为 PWS 治疗应持续至达到或接近成人身高，但会出现肾上腺功能早现和肥胖，导致生长板过早融合。PWS 成人期应用 rhGH 可改善体成分、脂代谢等，剂量通常较小，0.3～0.6U /d。

总之，严格掌握 rhGH 治疗的适应证以及各种适应证的治疗方案，熟悉在治疗过程中有可能出现的不良反应，才能保证治疗的有效性及安全性，做到 rhGH 临床规范应用，达到较好的临床效果。

附：

一、中国治疗身材矮小症的指南及共识

中华医学会儿科学分会内分泌遗传代谢学组于 1998 年提出《对基因重组人生长激素在临床应用的建议》，2008 年制定了《矮身材儿童诊治指南》，2013 年制订《基因重组人生长激素儿科临床规范应用的建议》，以期规范 rhGH 的临床应用，指导身材矮小症儿童的诊治。

1．中华医学会儿科学分会内分泌遗传代谢学组．对基因重组人生长激素在临床应用的建议．中华儿科杂志，1999，37：234．

2．中华医学会儿科学分会内分泌遗传代谢学组．矮身材儿童诊治指南．中华儿科杂志，2008，46：428-430．

3．中华医学会儿科学分会内分泌遗传代谢学组．基因重组人生长激素儿科临床规范应用的建议。中华儿科杂志，2013，51（6）：426-431．

二、国外治疗矮身材的指南及共识

近 30 年来，rhGH 在临床应用日益广泛。欧洲儿科内分泌学会（ESPE）、美国劳森 - 威尔金斯（Lawson Wilkins）儿科内分泌学会、国际儿科内分泌学会（ISPE）、生长激素研究学会（GRS）、美国临床内分泌学会（AACE）等制定了 GHD 以及非生长激素缺乏症矮身材儿童 rhGH 诊疗指南及共识等。

（罗小平）

● 参考文献

1. 中华医学会儿科学分会内分泌遗传代谢学组．基因重组人生长激素儿科临床规范应用的建议．中华儿科杂志，2013，51（16）：426-431．

2. Grimberg A．，DiVall S. A．，Polychronakos C. et al．，Guidelines for Growth Hormone and Insulin-Like Growth Factor-I Treatment in Children and Adolescents：Growth Hormone Deficiency，Idiopathic Short Stature，and Primary Insulin-Like Growth Factor-I Deficiency. Horm Res Paediatr，2016. 86（6）：361-397．

3. Gravholt CH，Andersen NH，Conway GS，et al．，Clinical practice guidelines for the care of girls and women with Turner syndrome：proceedings from the 2016 Cincinnati International Turner Syndrome Meeting. Eur J Endocrinol，2017，177（3）：G1-G70．

4. Grimberg A，DiVall S A，Polychronakos C，et al. Guidelines for Growth Hormone and Insulin-Like Growth Factor-I Treatment in Children and Adolescents：Growth Hormone Deficiency，Idiopathic Short Stature，and Primary Insulin-Like Growth Factor-I Deficiency. Horm Res Paediatr，2016，86（6）：361-397．

5. Gravholt C H，Andersen NH，Conway GS，et al. Clinical practice guidelines for the care of girls and women with Turner syndrome：proceedings from the 2016 Cincinnati International Turner Syndrome Meeting. Eur J Endocrinol，2017，177（3）：G1-G70．

第四章
儿科临床常见的六种矮小病症的诊断与治疗

第一节 生长激素缺乏症

生长激素缺乏症（GHD）是由于腺垂体合成和分泌生长激素（growth hormone）部分或完全缺乏，或由于 GH 分子结构异常等所致的生长发育障碍性疾病。患儿身高低于同年龄、同性别正常健康儿童平均身高的 2 个标准差（−2SD）以下，或者低于正常同年龄、同性别儿童生长曲线第 3 百分位数以下，符合身材矮小症（short stature）的标准。

一、儿童 GHD 的流行病学和病因学分析

GHD 是儿科临床常见的内分泌疾病之一，大多为散发性，少数为家族性遗传。发生率约为 20/10 万～25/10 万，男性多于女性，男：女约为 3:1。

根据下丘脑 -GH-IGF 轴功能缺陷，可分为原发性或继发性 GHD。临床表现为单纯性 GHD 或多种垂体激素缺乏。其主要病因如下：

1. 原发性

（1）下丘脑 - 垂体功能障碍：垂体发育异常，如垂体不发育、发育不良或空蝶鞍、视中隔发育异常等均可引起生长激素合成和分泌障碍。由下丘脑功能缺陷所造成的生长激素缺乏症远较垂体功能不足导致者为多。其中因神经递质 - 神经激素功能途径的缺陷，导致 GHRH 分泌不足引起的身材矮小者称为生长激素神经分泌功能障碍（GHND），这类患儿的 GH 分泌功能在药物刺激试验中可能表现正常。

（2）遗传性生长激素缺乏：生长激素功能相关基因缺陷，包括激素异常或者受体异常，如 GH 基因缺陷、GH 分子结构异常、GH 受体缺陷以及 IGF-1 受体缺陷等。

2. 继发性 多为器质性，常继发于下丘脑、垂体或颅内肿瘤，如颅咽管瘤、神经纤维瘤、错构瘤等。感染、细胞浸润以及放射性损伤和头颅创伤等也可引起继发性生长激素缺乏。长期疾患、社会心理抑制以及原发性甲状腺功能减退等可造成 GH 分泌功能暂时性低下，在外界不良因素消除或原发疾病控制后即可恢复正常。

二、临床表现

特发性生长激素缺乏症多见于男孩，主要表现有：

1. 生长障碍 出生时身长、体重均正常；1 岁后出现生长速度减慢，身高落后比体重低下更为明显；随着年龄增长，生长发育缓慢程度也增加，身高年增长速率<5cm，身高落后于同年龄、同性别正常健康儿童生长曲线第 3 百分位以下或低于平均数减两个标准差。患儿面容较实际年龄幼稚，皮下脂肪相对较多，脸圆胖、前额突出，下颌小，上下部量比例正常、匀称，患儿牙齿萌出延迟，智力多正常。

2. 骨成熟发育延迟和青春期发育延迟　GHD 患儿的骨龄均延迟，一般均在 2 年或 2 年以上，但与其身高年龄相仿，骨骺融合较晚。多数 GHD 患儿出现青春期发育延迟。

3. 代谢紊乱　患儿有不同程度的糖、脂肪、蛋白质代谢紊乱，表现为：体力活动减少、运动能力下降、代谢率降低；血胆固醇、甘油三酯、低密度脂蛋白、载脂蛋白 B 等水平升高、高密度脂蛋白降低。

4. 可同时伴有一种或多种其他垂体激素缺乏的表现　这类患儿除生长迟缓外，尚有其他伴随症状：①伴有促肾上腺皮质激素缺乏者容易发生低血糖；②伴促甲状腺激素缺乏者可有食欲不振、活动减少等甲状腺功能不足的表现；③伴有促性腺激素缺乏者性腺发育不全，出现小阴茎，至青春期仍无性器官和第二性征的发育。

5. 其他表现　食欲缺乏、神经和精神功能紊乱、心血管疾病的发病率和死亡率明显升高、肾小球滤过率降低和肾血流量减少等；继发性 GHD 可发生于任何年龄，并伴有原发疾病的相应症状。

三、诊断与鉴别诊断

符合下列情况者可诊断生长激素缺乏症：①面容幼稚，匀称性身材矮小，身高低于同年龄、同性别正常健康儿童平均身高的 2 个标准差（-2SD），或者低于正常儿童生长曲线第 3 百分位数；②年生长速率 3 岁以下每年<7cm；3 岁~青春期前每年<5cm；青春期每年<6cm；③骨龄落后于实际年龄 2 年或 2 年以上；④两种药物激发试验结果均提示 GH 峰值<10μg/L；⑤智能正常；⑥排除其他影响生长的疾病。

引起生长落后的原因很多，需与生长激素缺乏症鉴别的有：

1. 家族性身材矮小症　父母为身材矮小症，小儿身高常在第 3 百分位数左右，但其身高年增长率>5cm，骨龄与年龄相当，智能和性发育正常。

2. 体质性生长及青春期延迟　多见于男孩，青春期前生长缓慢，骨龄也相应落后，但身高与骨龄一致，青春期开始发育的时间比正常儿童迟 3~5 年，青春期发育后其终身高正常。父母一方往往有青春期发育延迟的病史。

3. 特发性身材矮小症（idiopathic short stature，ISS）　病因不明，出生时身长和体重正常；一般年生长速率<5cm；两种药物激发试验结果均提示 GH 峰值>10μg/L，IGF-1 浓度正常；骨龄正常或延迟。无明显的器质性疾病，无严重的心理和情感障碍。

4. 先天性卵巢发育不全综合征（Turner 综合征）　女孩身材矮小时应注意与此病鉴别。本病的临床特点为：身材矮小，性腺发育不良以及具有特殊的躯体特征如颈蹼、肘外翻、后发际线低、双乳间距宽以及多痣等。典型的 Turner 综合征与生长激素缺乏症不难鉴别，但嵌合型或等臂染色体所致者因症状不典型，须进行染色体核型分析来鉴别。

5. 先天性甲状腺功能减退症　该病除有生长发育落后、骨龄明显落后外，还有特殊面容、智能低下以及基础代谢率低的临床表现，且甲状腺功能检测时可发现 TSH 升高、T_4减低。

6. 骨骼发育障碍　各种骨、软骨发育不全等，除身材矮小外，均有特殊的面容和体态，骨骼 X 线检查可发现骨、软骨发育异常。

7. 其他内分泌疾病引起的生长落后　如先天性肾上腺皮质增生症、性早熟、皮质醇增多症等，均有其特殊的临床表现，易于鉴别。

四、治疗

1. 生长激素 重组人生长激素（rhGH）替代治疗已被广泛应用。无论是原发性或者继发性 GHD，生长激素治疗均有效。治疗效果具有剂量依赖效应且存在个体差异。

（1）起始治疗时机及疗程：治疗时年龄越小，效果越好，以第一年效果最好，身高年增长可达 10～12cm 以上，以后生长速率有所下降。身高 SDS 随着治疗时间的延长而不断改善，治疗时间越长，身高 SDS 的改善越显著。为改善成年身高，应至少治疗 1 年以上，可持续至身高满意或骨骺融合。

（2）疗效评估标准及剂量调整方法：rhGH 治疗应采用个体化治疗，宜从小剂量开始，目前推荐剂量为 0.075～0.15U/(kg·d)，每晚睡前皮下注射一次，或每周总量分 6～7 天注射方案，最大量不宜超过 0.2U/(kg·d)。青春期 rhGH 治疗剂量高于青春期前的剂量。临床通常根据体重、青春期状态选择初始治疗剂量。在治疗过程中应维持 IGF-1 水平在正常范围内。血清 IGF-1 和 IGFBP-3 水平监测可作为 rhGH 疗效和安全性评估的指标。

rhGH 治疗第一年有效反应的指标为：身高 SDS 增加 0.3～0.5 以上；生长速度较治疗前每年增加>3cm；生长速率 SDS>1。长期治疗效果评价指标：成人身高 SDS、成人身高 SDS 与 rhGH 开始治疗时身高 SDS 的差值、成人身高与预测身高的差值、成人身高与遗传靶身高的差值。

（3）停药时机及停药指征：GHD 患儿的 rhGH 疗程宜长，可持续至身高满意或骨骺融合。30%～50% 的 GHD 患儿成人后生长激素缺乏状态仍持续存在，发展为成人 GHD。有 rhGH 治疗史的患儿一般需停用 rhGH 1～3 个月再进行 GH 分泌功能评价，但儿童期有多垂体功能低下、GH 合成遗传缺陷、严重器质性 GHD 可不必再进行 GH 功能评价，即可诊断。一旦成人 GHD 诊断确立，为改善脂代谢紊乱、骨代谢异常、心功能等，应继续 rhGH 治疗，但治疗剂量较小：男性 0.6U/d，女性 0.9U/d，老年患者 0.3U/d。治疗过程中可能会出现甲状腺功能减退，故需进行监测，根据情况补充左旋甲状腺素以维持甲状腺功能正常。

应用 rhGH 治疗的不良反应较少，主要有：①注射部位局部红肿，与 rhGH 制剂纯度不够以及个体反应有关，停药后可消失；②少数患者注射后数月会产生生长激素抗体，但对疗效无显著影响；③因水、钠潴留引起暂时性视乳头水肿、颅内高压等，比较少见；④股骨头骺部滑出和坏死，但发生率甚低；⑤暂时性血糖和胰岛素升高，发生率低，一般停药后可恢复正常。

目前的临床资料未显示 rhGH 治疗可增加肿瘤发生、复发风险或导致糖尿病的发生，但对恶性肿瘤及严重糖尿病者不建议 rhGH 治疗。rhGH 治疗前应常规行头颅 MRI 检查以排除颅内肿瘤。

2. 其他治疗 对同时伴有性腺轴功能障碍的患儿待骨龄达 12 岁时开始用性激素治疗。男性可注射长效庚酸睾酮 25mg，每月一次，每 3 个月增加 25mg，直至每月 100mg；女性可口服炔雌醇 1～2μg/d 或妊马雌酮（premarin）自每日 0.312 5mg 起酌情逐渐增加剂量，同时需监测骨龄。

（应艳琴 罗小平）

第二节 特发性身材矮小症

特发性身材矮小症（idiopathic short stature, ISS）是指身高低于同年龄、同性别、同种族正常群体平均值 2 个标准差(SD),且其出生体重、身长和生长激素(GH)水平均正常。诊断 ISS 时应排除表型异常(如骨骼发育异常或 Turner 综合征等),出生体重或身长小于相应胎龄,以及有明确致矮小的病因(如乳糜泻、炎症性肠病、幼年慢性关节炎、生长激素缺乏或抵抗、垂体功能减退、库欣综合征等)的患儿。

一、ISS 的流行病学和病因学分析

矮小症患儿中约 5% 有明确的病因,约 15% 有出生体重或身长小于相应胎龄的病史,约 80% 为特发性矮小,即由多种目前尚不明确的病因引起,其中包括体质性生长和青春期延迟及家族性身材矮小。

GH-IGF-1 轴是人类线性生长的重要信号通路,该轴的缺陷通常会导致 GH 缺乏或 IGF-1 缺乏,然而,有些基因突变虽然影响了 GH-IGF-1 轴,但仅对 GH 或 IGF-1 造成微小的影响,其水平仍保持在正常范围。此外,骨骺生长板的局部信号及环境稳定对儿童生长也起一定作用。近期研究发现,许多独立于 GH-IGF-1 系统的因素调节骨骺生长板,其中包括软骨细胞的旁分泌信号、细胞外基质及细胞内机制。此类基因的纯合基因突变破坏基因的关键功能,患者通常表现出容易辨识的骨骼发育异常,但部分是非关键基因或只是功能受损的杂合突变,患者就可能表现为非综合征性的 ISS。虽然 ISS 的发病原因仍不十分明确,但近年来进行了大量的相关基因和生长激素释放激素 - 生长激素 - 胰岛素样生长因子内分泌轴等的研究,发现相关基因的突变、基因的核苷酸多态性和自身免疫机制等都与 ISS 的发病密切相关。

1. **GHR 基因** GH 受体(*GHR*)基因的失活突变,可导致 GH 完全不敏感及极低水平的 IGF-1,表现为 Laron 侏儒症。然而,在 ISS 和 GH 不敏感之间有一个重叠区域,即 *GHR* 基因的轻微缺陷,仅导致低 IGF-1 水平,而 GH 水平较高。此类 ISS 患儿的 GH 结合蛋白(GHR 细胞外区域)水平较低,说明这些患儿存在 *GHR* 基因异常。这类患儿对外源性 GH 治疗欠敏感,提示存在部分性 GH 不敏感。

2. **IGFALS 基因** 不仅 IGF-1 的绝对缺陷可致生长障碍,IGF-1 的生物利用缺陷也会导致生长障碍。正常情况下,约 80% 的循环 IGF-1 以由 IGF-1、IGF 结合蛋白 3(IGFBP-3)及对酸敏感亚单位(ALS)组成的三聚体复合物的形式存在。这个复合物通过延长其半衰期在 IGF-1 的生物利用调节中起重要作用。研究发现杂合性的 ALS 缺陷会导致生长障碍及小头畸形。因此,如果 IGF-1 及 IGFBP-3 水平均低于正常人群,需考虑 ALS 异常。

3. **SHOX 基因** *SHOX* 基因位于 Xp22.33 和 Yp11.2 的 PAR1 区域。SHOX 蛋白是软骨细胞分化的转录因子。*SHOX* 基因突变会导致一系列存在明显基因剂量效应的疾病,如 *SHOX* 基因的纯合突变会致 Langer 肢中部发育不良综合征,杂合突变会导致 Léri-Weill 综合征,且 Turner 综合征患儿的 X 染色体缺陷涉及 PAR1 区域,也可表现为 Léri-Weill 综合征样的骨发育不良。研究发现 ISS 患儿中约 2%~15%(中位值为 3.8%)存在 *SHOX* 基因的杂合突变。SHOX 蛋白不足的 ISS 患儿,身体比例可能存在轻微异常或正常。另外,*SHOX* 基因上游或下游增强子的杂合缺失也会导致类似于 *SHOX* 基因缺陷的表型。

4. **NPR2 基因** *NPR2* 基因位于 9p13,编码对 C 型利钠肽(CNP)有高亲和力的利钠肽受体 B(NPR-B),是正向调节生长板的重要旁分泌因子。当 CNP 结合 NPR-B,NPR-B 发生二聚化,从而激活胞质区的鸟苷酸环化酶,然后,c-GMP 激活 II 型 c-GMP 依赖型蛋白激

酶。这个激活抑制拮抗纤维母细胞生长因子受体 3（FGFR3）信号的 MAPK 通路。因此，CNP-NPR-B 信号增加软骨细胞的增殖和分化。该基因的纯合突变可致肢端肢中发育不良 Maroteaux 型。近期研究发现，约 2%～3% 伴或不伴身体比例异常的 ISS 患儿存在 NPR2 基因的杂合功能缺失突变。

5. **NPPC 基因** NPPC 基因位于 2q37，编码 NPR-B 的配体 CNP。目前为止，ISS 患儿的 NPR2 基因变异已广泛报道，但人类 NPPC 基因突变未曾报道。近期，Hisado-Oliva 等在 2 个矮小身材伴手小的家庭中发现了 2 个 NPPC 的杂合突变，并进行了第一次报道。这一发现为 CNP 类似物治疗矮小症的临床试验提供了有力的证据。

6. **FGFR3 基因** FGFR3 基因位于 4p16.3，FGF-FGFR3 的旁分泌信号被认为是生长板软骨的负调控因子。其功能获得突变通过多种细胞过程影响生长板，包括减少增殖区的增殖，加速肥大分化的发生，降低肥大软骨细胞的大小及减少基质的产生。因此，FGFR3 基因的激活突变抑制长骨生长导致骨发育不良。一系列表型包括软骨发育不良、软骨发育不全、致死性骨发育不良及伴随极短的肢体和发育不全的肋骨的致命的骨骼发育不良。既往研究未能发现 FGFR3 与 ISS 的关系，但最近一项研究发现 FGFR3 的激活突变导致了身材比例正常的家族性矮小。因此，如果是常染色体显性遗传的矮小，需考虑 FGFR3 所致 ISS 的可能。

7. **ACAN 聚集蛋白聚糖** 是生长板软骨中最丰富的蛋白聚糖，且对其结构和功能至关重要。编码聚集蛋白聚糖的 ACAN 基因位于 15q26.1，该基因突变可导致聚集蛋白聚糖不足、软骨细胞外基质结构异常、减少软骨细胞增殖及加速肥大软骨细胞分化。该基因的纯合突变可致先天性脊柱骨骺发育不良蛋白聚糖型，杂合突变可致先天性脊柱骨骺发育不良 Kimberley 型。聚集蛋白聚糖对关节软骨生长至关重要，因此剥脱性骨软骨炎和早发性骨关节炎可出现。无明显影像学表现的骨发育不良的 ISS 患儿可能存在 ACAN 基因杂合突变。此类患儿的身材比例可正常，也可异常，且部分患儿骨龄提前。与 SHXO 及 NPR2 基因相比，ACAN 基因变异并不广为人知，但有研究报道 1.4% 的非综合征性矮小患儿及 2.5% 的家族性矮小患儿存在 ACAN 基因突变。

8. **自身免疫** 对 ISS 患儿研究发现，患儿血清内存在直接作用于生长激素分泌细胞的抗垂体抗体。Interferon α/β/γ、白细胞介素等多种细胞因子和生长因子均能激活 JAK/STAT 信号通路（生长激素与受体结合后能够启动 JAK/STAT 信号通路，从而促进细胞的生长和增殖），并可能通过竞争此信号通路从而诱发 ISS。另有研究发现在 ISS 患儿中，CX-CL9 和 FCGR1A/CD64 基因的表达明显上调，两者均为 IFN-γ 诱导因子。IFN-γ 和 IFI16 基因表达增加且血 IFN-γ 水平增高。这些研究均提示免疫参与可能与 ISS 的发病有关，为 ISS 的病因学提供了一个新的观点。

二、ISS 临床表现

主要表现为患儿身高较同性别、同年龄、同种族儿童矮小，但身材匀称，智力和性发育正常。体格检查与同年龄正常儿童相仿，无明显阳性体征。患儿出生时身长和体重与同胎龄相仿。生长速率稍慢或正常，一般每年生长速率<5cm。

三、ISS 诊断与鉴别诊断

1. **ISS 诊断** 诊断依据：①身高低于同种族、同性别、同年龄正常参考值的 2 个标准差；②出生时身高与体重正常，无窒息抢救史，且身材匀称；③除外已知导致矮小的疾病（如肠病、炎症性肠病、幼年性慢性关节炎、生长激素（GH）缺乏或抵抗、甲状腺功能减退、库欣综合征和骨骼发育异常等）；④无心理和严重的情感障碍，饮食正常；生长速率稍慢或正常，一般生长速率每年<5cm；⑤甲状腺功能、肾上腺功能、肝肾功能、垂体 MRI、四肢长骨片、染色体检查正常；⑥两项标准生长激素激发试验的 GH 峰值均≥10ng/ml，IGF-1 的浓度正常或稍低；⑦骨龄正常或延迟。ISS 不是一种临床诊断，而是一些目前病因不明的矮小症的描述性诊断，在诊断过程中务必根据患者的病史、家族史、临床表现、体格检查、相关实验室检查，必要时做相应基因检测等排除其他导致身材矮小的原因。

2. ISS 分类　分为 2 亚组：①家族性身材矮小症（FSS）：年龄别身高标准差积分（SDS）低于 -2SDS，但在父母身高的正常范围，年生长速率每年>5cm，骨龄与年龄相仿，智力和性发育正常。一般父母及其家族中有一人或多人身高较矮（男性<160cm，女性<150cm）。②非家族性身材矮小症（NFSS）：年龄别身高 SDS 低于 -2SDS，同时低于父母身高的正常范围，但其父母身高在正常范围。这 2 组患儿青春期发育可正常也可延迟。青春期发育延迟的 NFSS 称为体质性青春期发育延迟（CDGP）。

3. 鉴别诊断

（1）软骨发育不良：如果矮小伴有身材比例的异常，通常考虑软骨营养不良而不是 ISS。在体检的时候，建议测量坐高（SH），以坐高 / 身高（SH/H）比来衡量身材是否匀称。软骨发育不良为常染色体显性遗传病，以前曾被当做软骨发育不全的"轻度类型"，通常是由 *FGFR3* 基因突变所致（Asn540Lys）。虽然软骨发育不全和软骨发育不良为同基因突变，但其特定突变不同，这两种疾病不会发生于同家族。70% 的患病个体为 *FGFR3* 基因突变的杂合子，但由于其他未明确的突变可导致非常相似的表型，因而存在基因位点的异质性。

（2）*SHOX* 基因缺乏综合征：*SHOX* 基因（矮小同源盒基因）突变会伴发生长迟缓及骨骼发育不良综合征，包括 Léri-Weill 软骨骨生成障碍（LWD）、Turner 综合征以及 Langer 肢中部发育不良综合征。后者是由纯合基因缺陷造成的，其他则是单倍体不足所致。生长过程中出现相对小的肢体提示该基因缺陷，该情况可见于约 2% 的特发性身材矮小症儿童，如有上述表现应诊断 "*SHOX* 基因缺乏综合征"，而不是"特发性矮小"，因此详细的体格检查很有必要。

（3）Turner 综合征：患者最常见的特征是身材矮小，此临床表现比青春期迟发、肘外翻或颈蹼更为常见。在此类患者的大样本研究中，95%～100% 具有 45，X0 染色体型的女性出现身材矮小。

（4）小于胎龄儿：是指新生儿出生时体重或身长分别低于同胎龄儿第 3 百分位或第 10 百分位。大多数 SGA 在 2 岁以内可以出现追赶性生长，但仍有部分患者存在身材矮小。

（5）甲状腺功能减退症：此类患者身体比例一般不匀称，上部量与下部量的比值增加，骨龄通常显著延迟，部分会有黏液水肿。

（6）生长激素缺乏症：典型的生长激素缺乏症（GHD）诊断不难，但要客观地区别部分性 GHD 与 ISS 比较困难。因 GH 兴奋试验具有一定局限性：①非生理性 GH 兴奋试验：标准药物激发试验不能满意地模拟正常垂体 GH 分泌模式；②激发试验"亚正常"的主观定义：不同的中心对于激发试验"正常"反应的定义不同。早期报道 GH 峰值将范围规定为 2.5μg，但这范围已逐渐增加到 7μg，自从重组 DNA 来源 GH 生产以来，正常值的界定值为 10μg，并一直沿用至今；③年龄依赖性和性腺类固醇激素：血清 GH 水平从青春期开始升高，主要是脉冲幅度增加，部分青春期前激发试验"GH 分泌异常"的儿童被证实在青春期后或使用外源性性腺类固醇后 GH 分泌"正常"；④ GH 试验的变异性限制了区分能力：试验证明，在已建立的实验室中血 GH 水平的测量有 3 倍的变异性。GH 研究协会（GRS）推荐，确定 GHD 的诊断没有"金标准"，建议对于 GHD 的诊断不是简单采用"是"或"否"，而是应基于对生长资料、病史、骨龄、是否有其他垂体激素缺乏、MRI、血 IGF-1 和 IGF-BP3 水平、遗传学检查和 GH 激发试验结果等进行综合评估后对其进行判断。

四、ISS 的治疗

1. 生长激素治疗

（1）起始治疗时机及疗程：目前尚无任何生化指标可以决定是否启动 ISS 治疗。ISS 治疗的身高指征因不同国家、地区和临床参数而不同。美国等规定 ISS 的治疗标准：身高低于同性别、同年龄、正常健康人群平均身高 -2.25SDS（<1.2 百分位）；生长激素研究学会、Lawson Wilkins 儿科内分泌学会、欧洲内分泌学会推荐的标准为低于平均身高的 -2～-3SDS，建议开始治疗年龄为 5 岁～青春期早期；国外大部分资料中 ISS 患者 rhGH 治疗的年龄在 3～4 岁以后。国内推荐用 rhGH 治疗的 ISS 患儿，应满足下列条件：①身高落后于同年龄、同性别正常健康儿童平均身高 -2SDS；②出生时身长、体重处于同胎龄儿的正常范围；③排除了系统性疾病、其他内分泌疾病、营养性疾病、染色体异常、骨骼发育不良、心理情感障碍等其他导致身材矮小的原因；④ GH 药物激发试验 GH 峰值≥10μg/L；⑤起始治疗的年龄为 5 岁。

rhGH 治疗疗程视病情需要而不同。来自 NCGS 大样本长期 rhGH 治疗的人群数据表明开始治疗的年龄越小，疗效越好；身高 SDS 随着治疗时间的延长而不断改善，治疗时间越长，身高 SDS 的改善越显著。为改善成年身高，应至少治疗 1 年以上。但在治疗的过程中应关注心理社会因素方面、可能潜在的副作用及家庭的经济承受能力，医师应仔细评估患儿矮小程度及患儿和家庭的应对能力，一般不推荐治疗对自己身高不关注的矮小儿童。

（2）疗效评估标准及剂量调整方法：①短期疗效评估：可参考患儿年龄、青春期发育情况和生长落后程度。在多数 ISS 患儿，身高 SDS 的变化是反映治疗反应的最好指标，此外，也可应用身高生长速度、生长速度 SDS 或身高生长速度增加。第 1 年 rhGH 治疗有效的体格测量指标包括：身高 SDS 改善>0.3～0.5SDS，第 1 年身高增长速度增加>3cm 或生长速度 SDS 增加>1SDS。②长期疗效的评价：成人期身高（AH）、AHSDS、AHSDS 减去开始 rhGH 治疗时身高 SDS、AH 减去预测身高及 AH 减去遗传靶身高。

（3）rhGH 治疗无效的判断指标：第 1 年 rhGH 治疗期间，生长速度 SDS 增加<1SDS 或生长速度每年增加<2cm，或身高 SDS 增加<0.3～0.5SDS，认为治疗效果较差或无效。家长或患者在依从性较好的情况下，如果促生长效应较低，先适当增加 rhGH 剂量；应用较大剂量的 rhGH 治疗 1～2 年，如生长速率仍不理想，可考虑停用 rhGH。可做相应基因检测，是否存在部分 GH 不敏感，选择 IGF-1 治疗。

（4）剂量调整方法：目前，美国食品和药物管理局批准的治疗 ISS 的 rhGH 剂量为 43～53μg/(kg·d)（相当于每周 0.30～0.37mg/kg），临床上通常根据体重计算 GH 剂量，如果生长效应不佳可增加剂量。但 GH 的剂量>70μg/(kg·d)（每周 0.47mg/kg），会增加骨龄成熟。

IGF-1 可帮助评价治疗的依从性和 rhGH 敏感性：如果疗效差，血 IGF-1 水平低，提示患儿的依从性差，或某种程度的 rhGH 抵抗，可通过提高患者的依从性或增加 GH 剂量来克服；如果 IGF-I 水平持续>2.5SDS，应考虑 rhGH 减量或停用。较高的 IGF-1 水平可增加 ISS 患儿短期生长效应，但其长期的安全性、成本效益及对 AH 的作用尚待证实。

（5）停药时机及停药指征：对于 ISS 治疗的停药指征，目前没有明确的生物学指标，一般认为：①接近成年身高，即生长速度每年<2cm，BA 男>16 岁，女>14 岁；②治疗后预计终身高已达健康成人身高范围（>-2SDS）；③达到其他成人的身高标准如身高达 50 百分位数。此外，临床也可根据患儿及其家庭对疗效的满意程度、成本效益分析等决定何时停止治疗。

2. 其他药物治疗

（1）IGF-1：在美国、日本和欧洲，该药已被批准用于治疗严重 IGF 缺乏但 GH 分泌正常的矮小患儿。IGF 治疗严重 IGFD 的患儿剂量 150～180μg/(kg•d)，治疗 10 年后其 AH 能达到遗传身高，第一年生长速率 7.4cm，第二年 5.6cm，第 3～12 年每年 4～5cm。对 rhGH 治疗无明显疗效的 ISS 患儿，理论上可选择 IGF-1 治疗，但对此人群尚缺乏大样本有效性和安全性的数据。有研究报道：对于低 IGF-1 水平的 ISS 患儿，IGF-1 治疗生长速率明显增加；但在 IGF-1 水平为正常低限的 ISS 患儿，还缺乏 GH 治疗与 IGF-1 联用其他药物治疗效果的比较研究。目前还缺乏长期治疗安全性及有效性的报道。

（2）蛋白同化类固醇激素：蛋白同化类固醇激素可用于男性体质性青春期发育迟缓。有研究表明，氧雄龙（oxandrolone）可短期增加生长速率。小剂量睾酮可短期促进线性增长，对骨龄影响较小，不会因导致骨龄加速而影响成年身高。两种药物对身高落后>-2.5SDS 男性体质性青春期发育迟缓患儿均有帮助。国内通常应用氧雄龙<0.05mg/(kg•d)或司坦唑醇（stanozolol）0.025～0.05mg/(kg•d)可提高生长速率，不会导致骨龄加速。氧雄龙治疗的过程中，应注意潜在的不良反应，如阴蒂肥大、男性化、葡萄糖不耐受、远期肝毒性等。

（3）芳香化酶抑制剂：芳香化酶抑制剂通过抑制雌激素产生，延缓骨龄进程而有利于身高增长。有文献报道男性 ISS 患儿应用芳香化酶抑制剂 2 年后，与对照组相比预测终身高增加 6.1cm，但缺乏成年身高资料，长期应用的有效性和安全性有待证实。rhGH 与芳香化酶抑制剂联合应用 2 年以上可显著延缓骨龄进程而增加预测成年身高，但仍需远期随访。目前无证据证实该药可用于女性 ISS 治疗。

（4）促性腺激素释放激素类似物（GnRHa）：GnRHa 可延缓骨龄进展和青春期发育，无论男童还是女童，单用 GnRHa 对成年身高的改善作用有限且差异很大并与用药时间呈正相关。rhGH 和 GnRHa 的联合治疗可能会有益处，但缺乏有说服力的临床研究资料。ISS 患儿青春期开始时，若预测身高<-2.0SDS，可考虑与 GnRHa 合用，GnRHa 和 rhGH 联合应用 3 年以上可能有一定价值。但长期应用的有效性和安全性尚有待观察，同时应考虑经济效益的问题，故目前不推荐常规应用。

（傅君芬　董关萍）

第三节　小于胎龄儿导致的矮小

小于胎龄儿（small for gestational age，SGA）的定义为出生体重和（或）身长低于同胎龄平均体重和（或）身长 2 个标准差（-2SD）或第 3 百分位的新生儿。

一、SGA 身材矮小症的流行病学和病因学分析

据估计全世界新生儿中 SGA 发生率为 2.3%～10.0%。国内 SGA 的诊断普遍依据出生体重在同胎龄儿平均体重的第 10 百分位以下。2005 年按照出生体重在同胎龄儿平均体重的第 10 百分位以下的诊断标准，调查全国 22 个省、自治区、直辖市 47 个城市的 86 所医院产科出生的新生儿 SGA 的发生率为 6.61%，其中早产儿中 SGA 的发生率为 13.10%，高于足月儿（6.05%）。这也反映了 SGA 是早产原因之一。

SGA 根据新生儿身体比例分为匀称型（生长受限可能发生于孕早期）和非匀称型（生长受限可能发生于孕中晚期）；依据定义 SGA 还可分为低出生身高的 SGA（SGAL）、低出生体重的 SGA（SGAW）、身高体重均低的 SGA（SGAL，W）。

SGA 除围产期死亡率、低血糖、高胆红素血症、呼吸系统疾病以及坏死性小肠结肠炎等的发生率较高，常伴有成人期身材矮小、代谢异常（肥胖、糖尿病、心血管疾病）等远期并发症。SGA 导致儿童和成人身材矮小症是适于胎龄儿的 5～7 倍。

引起 SGA 的病因复杂、多样。广义上说所有出生后可以导致矮小的疾病都有可能是 SGA 的原因。但是还有一些特殊因素包括：①母亲因素：感染、慢性疾病等；②胎盘因素：胎盘功能不全、胎盘早剥、血管畸形；③胎儿因素包括：遗传缺陷病（Fanconi 综合征、Bloom 综合征、Down 综合征和 Turner 综合征等）、先天性畸形、宫内病毒或细菌感染、多胎、染色体异常包括缺失、重排等。

IGF-1 是调节人类生长发育的重要因子。在出生前 IGF-1 主要通过组织细胞的"自动邻分泌"方式分泌，其作用不依赖于 GH。儿童期 IGF-1 的血浓度主要依赖 GH 而变化，它可以一定程度上反映个体 GH 生理状态下的分泌功能。SGA 矮小的主要原因是 GHRH-GH-IGF-1 内分泌轴的功能障碍。如一些 SGA 身材矮小儿童 IGF-1 水平低，提示有 GHRH-GH-IGF-1 轴的功能异常。但多数 SGA 身矮儿童生长激素分泌功能正常，一些患者 IGF-1 水平高于平均值，提示存在 IGF-1 抵抗。潜在的 SGA 身矮的候选基因有 IGF-1、IGF-2、IGF-1R 基因、各类矮小相关综合征基因及染色体重排。

IGF-1 基因位于 12q22-23，包含 5 个外显子。IGF-1 在产前及产后的生长发育起重要作用，以产后调控生长为主。IGF-1 基因突变患者表现为血清 GH 水平升高，而 IGF-1 水平缺乏或低下。该基因纯合缺失或错义突变表现为严重的宫内及产后生长迟缓、智力低下、感觉神经性耳聋。IGF-1 基因杂合缺失或突变患者身材矮小程度较轻。IGF-1R 基因位于染色体 15q26.3，IGF-1R 是一个酪氨酸激酶，包括跨膜蛋白，对细胞生长的调控起重要作用。IGF-1R 基因的杂合突变或缺失可导致 IGF-1 部分抵抗，引起宫内生长迟缓及产后生长落后，为常染色体显性遗传。

IGF-2 既往认为主要在产前胚胎生长方面起主要调节作用，2015 年首次报道一个家系中 4 例矮小患者存在 IGF-2 基因无义突变，临床有 Silver-Russell 综合征（Silver-Russell syndrome，SRS）样表型（三角脸、前额突出、耳位低），IGF-2 水平降低。

2014 年 Jan M. Wit 等对 49 例 SGA 持续矮小患者进行全基因组 SNP 检测发现 13 例患者存在拷贝数变异（27%），包括 2 个母源性单亲二倍体（UPD 7 和 UPD14）和 3 个与矮小有关的拷贝数变异（SHOX 基因重复，IGF-1R 基因缺失和 22.q11 缺失），表明罕见拷贝数变异可能是 SGA 矮小和表观异常的原因之一。

Silver -Russell 综合征（Silver-Russell syndrome，SRS）是一组遗传异质性疾病，表现有严重的宫内及生后生长发育迟缓，约 7%～10% 的患者 7 号染色体携带有母源性单亲二倍体，约 38%～62% 的患者染色体 11p15.5 的 *IGF-2/H19* 基因印迹控制区域 1（imprinting control region 1，ICR1）存在低甲基化，其他还有母源 11p15 的重复和单亲二倍体，1% 左右的患者为微小缺失。

与生长有关的印迹基因（包括 *IGF-2* 基因的突变）的新进展和生长的表观遗传调控，包括 *IGF-2*、*IGF-1* 启动子的印迹和甲基化状态，是一个不断发展的研究领域。

二、SGA 身材矮小症的临床表现

SGA 身材矮小症的临床表现可分为原发病的临床表现和远期预后问题。

（一）原发病的临床表现目前可分为

1. **匀称型**　患儿体重、身长、头围成比例减少，体型匀称。常与遗传、代谢缺陷及宫内感染有关。在妊娠早期生长受损，各器官细胞有丝分裂受影响，细胞数减少，损伤为不可逆性，易合并先天畸形及永久生长发育迟缓，但很少并低血糖和红细胞增多症，预后较差。

2. **非匀称型**　患儿身长和头围受影响不大，但皮下脂肪消失，呈营养不良外貌。生长受损发生在妊娠晚期，与母妊娠期高血压疾病、胎盘功能不全有关。各器官细胞数量正常，如补给适当营养，损伤为可逆性，受累细胞可恢复正常大小，多合并红细胞增多症和低血糖。

3. **矮小综合征及染色体微小异常、重排和断裂**　不同的矮小综合征各有不同的临床表现。当有特殊面容时，常常提示染色体的微小异常，如断裂，重排，缺失，异位等。临床有两种较易识别的综合征有类似的表现。其中的 SRS 和 3M 综合征是比较严重而且又是容易混淆的综合征（见诊断和病因分析部分）。

（二）远期预后问题

1. **身材矮小**　80% 的 SGA 于出生 6 个月内开始追赶生长，85% 以上在 2 岁完成追赶生长。仍有 10%～15% 的 SGA 儿童 2 岁时不能追赶上正常身高，其中约半数至成年后也不能成功追赶，其身高会低于正常平均身高的 2 个标准差。早产儿中的 SGA 可能会延迟到 4 岁完成追赶生长。

2. **神经心理发育**　部分 SGA 出生后的智能发育常落后于适于胎龄儿，远期体格、智力、神经心理发育障碍发生率较健康儿高。如心理量表分数低于适于胎龄儿，认知功能明显下降，学习能力低下。

3. **代谢问题**　SGA 成年后患胰岛素抵抗、2 型糖尿病（T2DM）、血脂代谢异常和心血管疾病的风险要高于适于胎龄儿，尤其是有 T2DM 或代谢综合征家族史的 SGA 儿童，其机制尚未明确，大量研究认为胰岛素抵抗（IR）是关键。IR 可早至 1 岁时已发生，并与身长追赶有关，有追赶者 IR 发生率高。

三、SGA 身材矮小症的诊断与病因分析

SGA 的诊断应该基于准确的出生时人体测量，包括体重、身长和头围。SGA 所致身材矮小的定义为出生时小于胎龄儿，身高低于同年龄同性别儿童平均身高的 −2.5 个标准差。然而明确 SGA 的病因才是重要的。有些综合征具有较明确的易识别的体征。下面简述临床易混淆的 2 个综合征：

1. Silver-Russell 综合征(SRS) 表现为不对称身材矮小,男女均可患病,出生体重低,身材矮小,严重喂养困难。半身肥大、肢体不对称,脊柱侧弯、高额、宽眼距、口角下垂、皮肤血管瘤、颅面骨发育异常、三角脸、第五指短小弯曲、并指、精神发育迟滞、肾功能异常、尿道下裂、皮肤色素沉着、低血糖合并 Wilms 瘤(又称肾胚胎瘤)等。SRS 主要依靠临床诊断,分子生物学检测可进一步明确临床诊断,并区分亚型,如果检测结果未见异常并不能除外 SRS 的诊断。

SRS 诊断标准:现常用的 Netchine-Harbison 临床评分系统(表4-1)满足以下 6 条中的 4 条:

表4-1 Netchine-Harbison 临床评分系统

临床表现	定义
SGA[出生体重和(或)身长]	≤同胎龄 −2SDS
生后生长迟缓	身高在(24±1)个月≤−2SDS 或≤父母靶身高中位数的 −2SDS
出生时相对头大	出生时头围≥1.5SDS 高于出生体重和(或)身长 SDS
额头突出	侧面看前额明显突出
身体不对称	下肢长度差≥0.5cm 或上肢不对称,或下肢长度差<0.5cm 伴有至少其他两处身体不对称(1 处非面部)
喂养困难和(或)低 BMI	24 个月 BMI≤−2SDS 或当前使用的喂食管或赛庚啶刺激食欲

2. 3M 综合征 是罕见的常染色体隐性遗传病,其主要临床表现为严重宫内和出生后生长迟缓。患儿主要表现为身材矮小,面部特征有:三角脸、前额突出、曲线型眉毛、上颌骨扁平、肉质鼻尖,长人中、嘴唇饱满,尖下巴,颈短等,骨骼畸形,不伴有智力异常和其他脏器的损害。X 线片提示有细长的管状骨和较高的脊椎骨椎体,在年长儿和成人患者更易见到。随着年龄的增长,患者的面部体征不容易辨认。大约有 65% 的 3M 综合征患者由 *CUL7* 的突变引起(1 型;OMIM 273750),30% 由于 *OBSL1* 突变(2 型;OMIM 612921),其余 5% 为 *CCDC8* 突变(3 型;OMIM 614205)。

产前生长落后的身材矮小主要是甄别综合征及染色体重排。一些特点有助于我们鉴别不同的综合征。相对小头畸形(头围 SDS 低于身高和体重 SDS),精神运动发育落后或智力低下,没有严重的喂养困难和(或)其他先天畸形、面部异常提示染色体异常。但是染色体的微异常需要借助基因检测明确。不成比例的身材矮小是提示骨骼发育不良。光敏皮疹或复发支气管、肺的感染应及时检查染色体断裂障碍如 Bloom 综合征。既往无骨折史的不典型成骨不全症临床可有蓝巩膜、相对头大、肢体不对称、严重宫内生长迟缓。其他宫内生长迟缓的综合征还包括 Nijmegen breakage 综合征、MOPD II综合征、Meier-Gorlin 综合征、SHORT 综合征、Floating-Harbour 综合征等。

SGA 与宫内生长发育迟缓(IUGR)概念不同。SGA 定义是指出生时新生儿的人体测量而不是至胎儿在宫内的生长。IUGR 表明胎儿在子宫内发生增长速度下降,至少有两次宫内生长评估的记录。IUGR 出生时有可能恢复正常身高体重,而不一定是 SGA。

四、SGA 身材矮小症的治疗

(一)生长激素治疗

1. 起始治疗时机及疗程 2001 年美国 FDA 批准生长激素治疗 SGA 身材矮小症指征:

出生体重和（或）身长低于同胎龄平均值 −2SD；2 岁时未能实现追赶生长，身高低于同年龄、同性别儿童正常均值 −2SD。2003 年欧洲 EMA 批准 4 岁以上身高低于平均身高的 −2.5SD、生长速度低于同年龄均值、身高低于遗传靶身高 −1SD 的 SGA 儿童可用生长激素治疗。国际儿科内分泌学会和 GH 研究学会推荐 2～4 岁小于胎龄儿无追赶生长，身高低于平均身高的 2.5 个标准差可考虑开始 rhGH 治疗。2013 年我国关于 SGA 生长激素治疗指征：①出生体重和（或）身长低于同胎龄、同性别正常参考值第 10 百分位；②≥4 岁身高仍低于同年龄、同性别正常儿童平均身高 −2SD。没有其他明显限制生长的因素存在。越早开始 rhGH 治疗促生长效果越理想，推荐长疗程治疗直至达到终身高。

2. 疗效评估标准及剂量调整方法　自 2001 年 FDA 批准 rhGH 治疗 2 岁后仍未出现充分追赶生长的 SGA 矮小症以来，rhGH 已广泛用于 SGA 矮小症的治疗。Hokken-Koelega 等的一项长期研究结果显示，采用 rhGH 治疗 2 年后，70% SGA 身材矮小患者身高进入正常范围，治疗 10 年后 91% 进入正常范围。

rhGH 的剂量因不同病因而异，SGA 身材矮小症儿童群体的异质性要求个性化的 rhGH 疗法。应依据体重的变化调整剂量，从而达到个体化治疗的需要。中国身材矮小症儿童治疗指南对 rhGH 的推荐剂量为（0.15～0.2）IU/（kg·d）。临床应依据治疗的反应和 IGF-1 水平调整用量。文献报道，根据血清 IGF-1 来调整 rhGH 剂量是可行的，尽可能维持 IGF-1 在 1-2SD，既能保证疗效，又能避免潜在的风险。影响生长激素疗效的因素包括起始治疗的年龄、身高 SDS 评分、父母身高中位数和药物剂量。治疗开始时身高与遗传身高差距越大，治疗效果越好。需要用大剂量 rhGH 治疗显著身材矮小的指征有：身高<−3SD；开始治疗时间较晚，如>6 岁；期望较快达到正常身高，如身材矮小对儿童心理健康造成不良影响，需要尽快纠正身材矮小症。美国 FDA 推荐 rhGH 剂量：70μg/（kg·d）（相当于 0.21IU/（kg·d）或每周 0.48mg/kg）；欧洲 EMA 推荐剂量：0.035mg/（kg·d）[相当于 0.1IU/（kg·d）]。

3. 停药时机及停药指征　对 rhGH 治疗有效的患儿不主张在用药 2～3 年即停药，因可能出现生长减速而不能改善成年身高。小于胎龄儿患儿治疗后身高达正常成人身高范围内（>−2SD）；或接近成年身高，即生长速率每年<2cm，男孩骨龄>16 岁，女孩骨龄>14 岁可考虑停药。

（二）其他药物治疗

在大多数的 SGA 身矮儿童用 GH 治疗中，青春期发育正常开始。目前，还没有令人信服的结果证据表明 GnRH 类似物治疗抑制青春期进展可获得额外的身高增长。

（三）rhGH 治疗监测

治疗期间需要监测空腹血糖和胰岛素水平，肥胖或有糖尿病易患因素者应加强随访；监测 IGF-1 水平，作为调整 rhGH 用量指标，应不超过同年龄、同性别正常均值的 2SD；其他如血压、血脂等。生长激素治疗除使 SGA 追赶生长，还能改善智力和社会心理，减少成人期患代谢综合征的风险，对青春期发育无影响。

目前报道 rhGH 治疗的相关不良反应还有良性颅高压、甲状腺功能减退、股骨头滑脱、脊柱侧弯、诱发肿瘤的可能性、色素痣、手脚变大等。流行病学资料表明，SGA 成年后发生心血管疾病、代谢综合征、卒中等疾病的风险增加。rhGH 可降低细胞对胰岛素的敏感性，降低外周组织的葡萄糖利用率，长期使用可能使血糖升高。rhGH 治疗前，根据患儿的情况可考虑进行糖代谢功能检测，以排除合并糖代谢异常等。

rhGH 治疗禁忌用于 Bloom 综合征患者，由于染色体断裂，使患恶性肿瘤的风险增大。当明确某些基因与癌症相关时，提示慎用生长激素治疗。

（刘　敏　巩纯秀）

第四节　Turner 综合征

Turner 综合征（Turner syndrome, TS）又名先天性卵巢发育不全综合征，是由于全部或部分体细胞中一条 X 染色体完全或部分缺失、导致身材矮小和卵巢发育不全等为主要特征的综合征，是人类唯一的出生后能存活的完全单体疾病。

一、流行病学和病因学分析

（一）流行病学

1930 年由 Ullich 首先报道该病，1938 年 Turner 对 TS 患者进行详细的临床描述，1959 年 Ford 发现了该病染色体异常，核型表现为 45, X。该病在活产女婴中的发病率为 1/2 500～1/2 000，在自发性流产中 10% 为本病，99% 的 45, X 均在孕期第 10～15 周死亡，占胚胎死亡的 6.5%。

（二）病因学分析

TS 是由于一条 X 染色体完全或部分缺失所致的人类染色体畸变疾病之一。正常女性有 2 条 X 染色体，目前研究表明 X 染色体的短臂和长臂上均有调控身高增长和性腺发育的相关基因，TS 由于 X 染色体完全或部分缺失可出现身高和性腺发育等的异常。临床上 TS 染色体异常主要有以下几种核型表现：

1. X 单体　45, X0 占 55% 左右，是最多见的一种核型，临床表现较典型，是由于生殖细胞在减数分裂的过程中卵子或精子的性染色体不分离所致，本型约 99% 自然流产，仅少数存活下来。

2. 嵌合型　45, X0/46, XX、45, X0/47, XXX 等，嵌合型约占 25%，易存活，部分症状亦较轻，临床症状的轻重取决于正常与异常细胞系所占的比例。

3. X 染色体长臂或短臂等臂　46, X, i(Xq) 或 46, X, i(Xp)。等臂染色体是由于染色体复制前后，其着丝粒横断，使复制后的两条染色单体的短臂和长臂分开，两条长臂或短臂借着丝粒连接成一条等臂 X 染色体，存活的 Turner 综合征中 X, i(Xq) 常见，但在自发性流产中 X, i(Xq) 很少见，原因不明。

4. X 染色体的短臂或长臂缺失　46.X, del(Xp) 或 46, X, del(Xq) 等。

5. 环状染色体　46, X, r(X) 是由于 X 染色体的短臂和长臂的部分缺失。环的大小表明缺失的程度，并决定症状的轻重。环越小，表明缺失的部分越多，表型越明显。r(X) 与 del(Xp) 的形成均为 X 的两次断裂，发生于同一个臂的两次断裂为缺失，发生于不同臂的两次断裂则成环。

6. 此外，尚有一部分患者有 Y 染色体物质的存在。

二、临床表现

由于遗传物质丢失量的不同，TS 患儿的临床表现亦不一致。典型的核型为 45, X0

的患儿,大部分在孕期流产,存活下来的 45,X0 单体型患者可出现典型的临床表现。而嵌合体患者临床表现差异较大,临床症状的轻重主要取决于正常与异常的细胞系所占的比例。

1. 新生儿期的特点　出生时身长、体重落后,手、足背部水肿,后颈部皮肤松弛。淋巴水肿一般在一年内消失,有时在手或足残留凹陷性水肿,后颈部过多的皮肤以后变成颈蹼。

2. 身材矮小　是 TS 常见的临床特征,宫内生长迟缓、婴儿与儿童期生长速率减慢与青春期缺乏生长加速是导致身材矮小的重要因素。成人 TS 的身高较正常人均值矮 20cm 左右。未经治疗的 TS,一般沿着 TS 生长曲线生长,最终成年平均身高为 143cm。一般 TS 体内生长激素不缺乏,若患者生长曲线明显偏离 TS 生长曲线时,应考虑进行生长激素激发试验,以了解是否为生长激素缺乏所致生长缓慢。

3. 性腺发育不全　外阴部呈幼女型,卵巢完全不分化、呈条索状,子宫幼稚型或发育不良,青春期无第二性征出现,乳房不发育,无月经初潮,阴毛和腋毛稀少或缺如。青春期患者血浆 LH、FSH 水平增加尤为明显,雌激素水平极低。但 FSH 水平正常也不能排除 TS,FSH、LH 不能作为 TS 诊断的筛查试验。当促性腺激素水平正常时,应行盆腔 B 超检查,了解性腺情况。

4. 特殊躯体特征　上颌及腭弓窄,下颌小,内眦赘皮,低位耳,颈短,颈蹼,后发际低,胸廓宽呈盾状,乳头间距宽、内陷,肘外翻,第四或第五指的掌骨短,下肢胫骨上端内侧骨突起。偶见上睑下垂、白内障、斜视、蓝色巩膜、椎骨异常弯曲、脊柱后突侧弯、血管瘤(多见于小肠)、色素痣等。

5. 先天畸形与其他异常　最常见的为先天性心脏缺陷和先天性泌尿系统畸形。其他异常包括代谢、免疫、消化、神经精神等系统的异常症状和体征,如肥胖、特发性高血压、糖耐量异常、糖尿病、甲状腺病、类风湿关节炎、骨质疏松、中耳炎、传导性耳聋、结肠炎、脂肪泻等。对已确诊 TS 的患儿均应进行超声心动图检查以早期发现先天性心脏畸形。并常规行静脉尿路造影术或肾脏超声,以排除可手术矫正的肾脏畸形。TS 患儿智力大多正常,但通常有语言障碍。

三、TS 的诊断与鉴别诊断

(一)诊断

1. 产前诊断　B 超在产前诊断中起重要作用。0～70%B 超显示水囊状淋巴管瘤的胎儿,可能为 TS。其他 B 超异常发现有颈背半透明、主动脉缩窄、短头(畸形)、肾脏畸形、羊水过多或过少和宫内生长障碍等均需排除 Turner 综合征的可能。母体血生物标记或 DNA 序列分析可用于发现 TS 胎儿,最新报道应用大规模并行测序方法对孕期女性外周血进行分析,可明确怀孕早期胎儿是否患包括 TS 在内的所有常见非整倍性染色体异常的疾病。

2. 出生后诊断　根据女性有特征性的体征和 X 染色体数目或结构异常可诊断为 TS。外周血淋巴细胞染色体核型分析是 TS 诊断的金标准,如表型为女性而有下列特征者应做核型分析:①身材矮小(低于同年龄均值 2.5 标准差以上);②表现有与性腺发育不全有关的躯体异常或心血管畸形;③青春期延迟伴血浆促性腺激素水平升高;④青春期女孩原发性或继发性闭经；⑤新生儿颈蹼或先天性淋巴水肿；⑥多种躯体畸形，如大动脉缩窄或马蹄肾、输尿管异常。近十多年人们在探讨应用不同的分子方法（如 PCR、PCR- 限制性片段长度多态性等）早期筛查诊断 TS。

（二）鉴别诊断

TS 需与胎儿生长受限、体质性生长和青春发育延迟、特发性矮小、Noonan 综合征等疾病相鉴别。

1. 胎儿生长受限　本症可由母孕期营养或供氧不足、胎盘存在病理性因素、宫内感染、胎儿基因组遗传印记等因素导致胎儿宫内发育障碍。初生时多为足月小样儿，散发起病。无家族史，亦无内分泌遗传。出生后极易发生低血糖，生长缓慢。

2. 体质性生长和青春发育延迟　属正常发育中的一种变异，较为常见，多见于男孩。出生时及生后数年生长无异常，以后则逐年的身高增长及成熟缓慢，尤于青春发育前或即将进入青春发育期时，性发育出现可延迟数年。骨龄落后与性发育延迟相关，亦与身高平行。父母中大多有类似既往史。

3. 特发性身材矮小症　是一种目前未知原因的严重生长紊乱，约占矮小症的 60%～80%。特征是儿童期的生长不足导致身材显著身材矮小症，生长速率正常或偏低。特发性身材矮小症需排除所有已知的病因，无器质性疾病，患儿体态匀称，出生时身高、体重正常，GH 药物激发试验结果在正常范围内，内分泌激素及生化指标均无明显改变，亦无家族体质性发育延迟。

4. Noonan 综合征　是一种以特殊面容、身材矮小、智力发育障碍并伴有先天性心脏病、骨骼发育异常等为特征的多发性先天畸形。为常染色体显性遗传病。Noonan 综合征患者染色体核型正常（46, XX 或 46, XY），男女均可发病。近 50% 的病例为 12 号染色体 *PTPN11* 基因发生突变所致。男性可表现为生殖器分化异常、完全缺如或隐匿；女性者正常性腺发育、性腺发育不全及闭经等均可见。患者除身材矮小外，还存在特殊面容，先天性心脏病，智力发育障碍，骨骼系统障碍等。

四、治疗

1. 生长激素治疗

（1）起始治疗时机及疗程：目前的资料显示 TS 患儿身材矮小不是由于缺乏性激素或甲状腺激素所致，对 TS 患儿的 GH-IGF-1 轴是否受损尚存在争议。目前可应用重组人生长激素（recombinant Human growth hormone，rhGH）促进 TS 的生长，改善终身高。早期诊断、早期治疗的患儿甚至可以达到正常身高范围。美国 FDA 已批准短效 rhGH 治疗 TS 引起的矮小，推荐使用剂量为 0.375mg/（kg·d）（1mg≈3IU GH），建议每晚睡前皮下注射。

影响 rhGH 治疗效果的主要因素是 rhGH 的剂量以及雌激素治疗前 rhGH 的治疗时间。TS 患儿对 rhGH 的治疗反应呈剂量反应曲线，剂量越大，治疗效果越好。2016 年指南指出启动 GH 治疗时机选择：一般在 4～6 岁启动治疗，最晚不迟于 12～13 岁；排除其他病因情况下既往 6 个月生长速率低于第 50% 百分位；已有符合矮小标准或极有可能发展为矮小（父母身高较矮、预测成年终身高较矮、已有青春发育）。治疗疗程应个体化，一般治疗持续至患者达到满意的身高或继续生长潜力不大。

（2）疗效评估标准及剂量调整方法：建议每 3～6 个月随诊 IGF-1 一次。根据 IGF-1

水平（目标是达到同年龄同性别人群 IGF-1 水平的上限）调整用药剂量。对于生长速率不理想的患儿，也可以适当增加 rhGH 剂量。目前有学者研究某些基因位点与患者对于 rhGH 的应答有关，可以用于预判疗效，并指导调整剂量。血清锌浓度与血浆 IGF-1 水平也相关，有研究表明锌缺乏儿童的 IGF-1 水平低下，补锌有利于提高 IGF-1 水平，进而促进身高增长。因此，应检测血清锌水平，对于锌缺乏的儿童需将血清锌补充到正常范围内。

（3）停药时机及停药指征：当患者达到了满意的身高或继续生长潜力不大时（骨龄大于等于 15 岁，或生长速度每年小于 2cm），可考虑停药。

2. **雌激素治疗**　TS 患者 12～13 岁（骨龄>11 岁）可开始雌激素替代治疗，模仿正常的性发育过程，促进乳房的发育及女性体征的形成。一般分为两步：首先为诱导青春期第二性征发育，其后再做人工周期治疗。开始治疗时雌激素的剂量应小，为成人的 1/6～1/4 成人剂量，用 6～12 月；然后每 3～6 个月逐渐调整剂量至成人量，根据治疗的反应及 Tanner 分期、骨龄、子宫的生长情况调整剂量，持续治疗 1～2 年。第一次阴道出血发生后或雌激素已经治疗 12～24 个月后，考虑建立月经周期，开始加用孕激素如安宫黄体酮。即每月 1 日至 23 日服用雌激素，于雌激素用药的第 11 天开始加入甲孕酮，每天 5～10mg，至第 24 天时与雌激素同时停用，停药后常引起撤退性阴道出血，即人工月经周期。

开始雌激素治疗时应尽可能的保证身高的增长及第二性征的发育，同时，雌激素替代还可以对其身高、神经认知、代谢及心理健康等方面有改善作用。虽然目前认为骨龄>11 岁时可以开始雌激素替代治疗较为合适，但仍然应该根据每人的生长和青春期的发育情况及心理接受程度而加以个体化。

3. **心理治疗**　TS 患儿常有自卑、社会交往胆怯等心理问题，因此，应注意加强对患儿及家长进行相关疾病及心理知识教育，鼓励和支持患儿参与社会活动，家长和社会应给予患儿更多的关心，结合患儿的自身特点进行培养、教育及开发，最大限度的发掘其潜能，让患儿乐观、积极地融入社会。

4. **其他**　建议患儿适当户外运动，保持合适体重，适当增加肉类、蛋类及奶类等含钙丰富的食物。代谢方面建议低脂饮食，定期监测血糖、血脂变化。TS 发生免疫疾病的风险较正常人高，易发生类风湿关节炎、自身免疫性甲状腺疾病等免疫疾病。尤其在生长激素或雌激素治疗期间，应定期复查甲状腺功能，必要时补充左甲状腺素治疗。伴有先天性畸形疾病应定期随诊，进行听力检测，注意有无脊柱侧凸及骨密度变化，必要时补充元素钙。

（张知新）

第五节　Prader-Willi 综合征

Prader-Willi 综合征（PWS，OMIM 176270）又称肌张力低下 - 智能障碍 - 性腺发育滞后 - 肥胖综合征，由 Prader 等于 1956 年首次报道，是一种复杂的多系统异常的遗传综合征。与传统孟德尔遗传学不同，PWS 是最早被证实涉及基因组印记的遗传性疾病，由父源染色体 15q11.2-q13 区域印记基因的功能缺陷所致。该综合征自胎儿期起即表现为随年龄而异的时序化临床综合征，早期诊断和合理干预对改善患儿的生活质量、预防严重并发症和延长寿命至关重要。

一、PWS 的流行病学和病因学分析

国外不同人群的研究结果显示 PWS 的发病率约为 1:30 000～1:10 000,无性别差异,国内缺乏流行病学资料。

PWS 的遗传背景基于 15q11.2-q13 区域的特殊结构及该区域内的遗传印记。研究证实 15q11.2-q13 区域长约 6Mb,从染色体长臂远端至着丝粒方向可依次分为远端非印记区域、AS(Angelman 综合征)印记区、PWS 印记区及近着丝粒处断裂点 BP1 和 BP2 间的非印记区域 4 个亚区,其中 PWS 印记区,包含父源表达的蛋白编码基因(*MKRN3*、*MAGEL2*、*NDN*、*PWRN1*、*C15orf2* 和 *SNURF-SNRPN*)和重复的非编码小核仁 RNA(snoRNAs)基因簇(*SNORD 107/64/109A*、*SNORD 116*、*SNORD 115* 和 *SNORD 109B*)。印记中心(imprinting center, IC)位于该区域的 *SNURF-SNRPN* 基因启动子区域,掌控印记区内父源印记与母源印记之间的转换。

正常情况下,父源染色体 15q11.2-q13 区域的部分等位基因因非甲基化而具备活性(称父源表达基因),而母源染色体相应区域的等位基因则由于高度甲基化而失去活性。PWS 患者这一区域父源印记基因功能缺陷,其主要遗传类型包括以下三种:

1. **父源染色体** 15q11.2-q13 片段缺失,包括缺失 I 型 T1D(BP1～BP3 间)、缺失 II 型 T2D(BP2～BP3 间)。西方 PWS 患者该型占 65%～75%,中国和亚洲人群该型的比例稍高于 80%。

2. **母源同源二倍体(maternal uni-parental disomy,UPD)** 导致 15q11.2-q13 区域的父源等位基因缺失占 20%～30%。

3. **IC 微缺失及突变** 占 1%～3%。

极少数 PWS 患儿(<1%)由于 15 号染色体发生平衡易位,尽管保留了 *SNURF-SNRPN* 基因的启动子和编码序列及其转录活性,但患儿仍呈 PWS 的典型表现,已有报道指出父源表达的 *snoRNA* 基因簇 *SNORD 116* 的缺失可能与 PWS 的表型关系密切。

二、PWS 的临床表现

PWS 的临床表现复杂多样,可发生于自胎儿期到成年期的各个年龄段,不同年龄段的临床表现具体如下:

(一)胎儿期到 3 岁

PWS 患儿在胎儿期可表现为胎动少,出生时多有臀位产等异常分娩史。新生儿期,PWS 患儿表现为中枢性肌张力低下(松软儿)、活动少、哭声低、原始反射微弱,可因吸吮无力、喂养困难而导致发育缓慢或停滞。出生时面容不典型,随年龄增长特征性面容渐突出:长头、窄面、杏仁眼、小嘴、薄上唇、嘴角向下。外生殖器发育不良,包括阴囊发育不全、隐睾、小阴茎、阴唇阴蒂发育不良等。早期即可出现运动、语言发育落后,如 12 个月才会坐、24 个月会独走、2 岁以后会说话等。

(二)3 岁到 10 岁

自 3 岁左右起,PWS 患儿开始表现出迷恋食物。由于患儿贪食、强迫进食,儿童期表现为超重或肥胖。如果患儿无法控制饮食,青春期或成年期会发展为病态肥胖。PWS 患者贪食的原因复杂,考虑是下丘脑或周围饱食信号通路异常等多因素所致。约 74% 的 PWS 患

者因生长激素缺乏导致身材矮小。6 岁前，PWS 患者认知、运动及语言发育无法达到正常水平，研究显示他们的 IQ 均低于 70。在此期间，许多 PWS 患者表现出一系列行为问题，包括食欲亢进、对食物缺乏选择性、固执、抓挠皮肤和爱发脾气。PWS 患者因性腺功能减退导致青春期发育不完全、青春发育延迟或青春发育紊乱（约 15%～20% 的 PWS 患者可表现为肾上腺皮质功能早现或性早熟）。

（三）10 岁到 18 岁

PWS 患儿在青少年期有明显的行为问题和食欲亢进表现，每餐可摄入 3～6 倍于正常人的卡路里量；过分贪食可引起胃穿孔；部分患者会偷窃并囤积食物。有些患儿还表现为不恰当摄食，如吃生鸡肉或非食品类的东西。

饮食摄入失控、代谢率低以及活动水平下降导致患者出现向心性肥胖，继而出现肥胖相关并发症，如心肺功能不全、阻塞性睡眠呼吸暂停（OSA）、血栓性静脉炎和慢性下肢水肿。这些并发症是 PWS 死亡的主要原因。至少 5%～10% 的年轻成年患者有明显的精神病症状。行为精神问题影响 PWS 患者青少年和成年期的生活质量，其严重程度与年龄和体质指数呈正相关。

性腺功能减退可导致青春期发育不完全、青春发育延迟或青春发育紊乱。女性患者表现为原发性闭经或月经稀发。男性和女性患者均有不孕症。

（四）成人期

PWS 患者生活质量及生存情况取决于成人期肥胖的程度、肥胖相关并发症以及相关的行为精神问题。

与以往 PWS 有两个明显的营养阶段（喂养困难导致生长发育落后，贪食导致肥胖）的观点不同，最近的研究发现这两个营养阶段间的过渡期比较复杂，可细分为 7 个阶段，因此提出了新的营养分期（表 4-2）。

表 4-2　PWS 营养分期

分期	年龄	临床特征
0	胎儿期到出生	与同胞相比胎动减少、出生体重轻
1a	0～9 个月	肌张力低、喂养困难、食欲降低
1b	9～25 个月	喂养改善、食欲提高、生长合适
2a	2.1～4.5 岁	在没有食欲增长或额外卡路里摄入情况下体重明显增加
2b	4.5～8 岁	食欲增长、卡路里摄入增加，但缺乏饱腹感
3	8 岁到成人期	贪食，几乎无饱腹感
4	成人期	食欲不再无法满足

三、PWS 的诊断与鉴别诊断

（一）临床诊断

Holm 等于 1993 年提出了 PWS 的临床诊断标准，包括 6 条主要标准、11 条次要标准和 8 条支持证据，主要标准每项计 1 分，次要标准每项计 0.5 分，支持证据不计分但可增加诊断的确定性。年龄<3 岁总评分 5 分以上，主要诊断标准达 4 分即可诊断；年龄≥3 岁总评分 8

分以上,主要诊断标准达 5 分即可诊断。2012 年 Cassidy 等对主要诊断标准作了少许修正(表 4-3)。

表 4-3 PWS 的临床评分标准

主要标准(1 分 / 项)	次要标准(0.5 分 / 项)
1. 新生儿和婴儿期中枢性肌张力低下,吸吮力差	1. 胎动减少、婴儿期无生气或哭声弱
2. 婴儿期喂养困难	2. 特征性行为问题:易怒、猛烈情感暴发和强迫性行为等
3. 12 个月到 6 岁间,额外或快速的体重增加、肥胖、过度摄食	3. 睡眠呼吸暂停
4. 特征性面容:婴儿期长颅、窄脸杏仁眼、小嘴、薄上唇、嘴角向下(3 种及以上)	4. 没有遗传背景,15 岁时仍矮小
5. 生殖器发育不全青春期性征发育延迟	5. 色素减退——与家庭成员相比
6. 智力障碍	6. 与同身高人相比,手小(<P25)和脚小(<P10)
	7. 手窄,双尺骨边缘缺乏弧度
	8. 内斜视、近视
	9. 唾液黏稠,可在嘴角结痂
	10. 语言清晰度异常
	11. 自我皮肤损伤(抠、抓等)

对于小年龄的婴幼儿,由于病程较短、许多临床表现如智力障碍、性发育迟滞、过度摄食所致极度肥胖等尚未显现,仅按照上述临床评分标准常达不到 PWS 的诊断要求而延误诊治。2001 年 Gunay-Aygun 等回顾了约 300 例 PWS 患者的临床表型特征,并对这些标准的敏感性和特异性进行了研究,提出了临床标准矫正建议,提出按照不同年龄段的表型特征来考虑是否进一步行 PWS 的分子遗传诊断(表 4-4)。该建议将婴幼儿期不明原因中枢性肌张力低下和喂养困难的患者纳入分子遗传诊断对象,有利于疾病的早期诊断和干预。

表 4-4 不同年龄组考虑行进一步分子遗传诊断的临床指征

年龄段	需考虑行遗传学检查的特征性表型
0~2 岁	肌张力低下伴吸吮困难
2~6 岁	1. 肌张力低下并曾有吸吮困难病史 2. 全面发育落后、身材矮小症和(或) 3. 生长障碍伴体重快速增长
6~12 岁	1. 肌张力低下并曾有吸吮困难病史 2. 全面发育落后、过度摄食及肥胖
13 岁至成年	1. 认知障碍,通常有轻度智力低下 2. 过度摄食及肥胖 3. 下丘脑性性腺发育不良和(或)典型行为问题(包括爱发脾气和强迫观念与行为特征)

（二）分子诊断

PWS 临床评分诊断标准受年龄、病程、种族等多因素影响，易致漏诊或延误诊断，确诊需依据分子遗传诊断。诊断方法包括甲基化特异性聚合酶链反应（MS-PCR）、荧光原位杂交（FISH）、微卫星连锁分析（short tandem repeat，STR）和甲基化分析等。MS-PCR 应用早而广泛，检测符合率≥99%，但无配套试剂、操作较为繁琐，且无法区分各种缺陷类型；但其价格低廉，对于该实验条件较成熟的单位可作为筛查手段。甲基化特异性多重连接探针扩增（MS-MLPA）通过设计好的多组特异性探针可同时检测染色体多个位点的基因缺失、重复突变，结果符合率≥99%，但无法区分 UPD 和 IC 甲基化异常，需结合 STR 分析明确诊断并分型。

（三）鉴别诊断

不同年龄段的 PWS 表现不一，需要按照就诊相应年龄鉴别诊断。

1. 婴儿期的肌张力低下的鉴别诊断 ①新生儿败血症、中枢神经系统继发性异常如缺血缺氧性脑病；②各类神经肌肉疾病，如先天性强直性肌营养不良 1 型、脊肌萎缩症、先天性肌营养不良、糖原累积症 2 型等；③其他遗传综合征，如 Angleman 综合征、脆性 X 染色体综合征等。

2. 儿童期出现肥胖和智力异常的鉴别诊断 ①心理性疾病等所致继发性肥胖鉴别；②伴有以上类似症状组分的遗传综合征如 Rett 综合征、Albright 遗传性骨病、Cohen 综合征、Bardet-Biedl 综合征、Alstrom 综合征、Urban-Roger 综合征、Camera 综合征、Vasquez 综合征等；③染色体缺失或重复类疾病如 1p36、2q37.3、6q16.2、10q26、3p25.3-26.2、Xq27.2- 等。

3. 可导致 Prader-Willi（PW）样表型的其他疾病 有报道提示其他疾病可导致 Prader-Willi（PW）样表型，因此在 MS-PCR 筛查未发现阳性结果时，需考虑是否存在其他原因造成的 PW 样表型。如 14q32 区域的 UPD、微缺失及印记缺陷亦可以导致新生儿肌张力低下及后期肥胖；1p36 微缺失等亦可以导致肥胖及发育异常。

四、PWS 的治疗 Z

PWS 的治疗应根据不同年龄段患儿的表型特征，采用包括内分泌遗传代谢、新生儿、临床遗传学、康复理疗、心理、营养、眼耳鼻喉科、骨科、呼吸科、泌尿外科等在内的多学科参与的综合管理模式，应针对不同的内分泌代谢紊乱及其相关问题进行有效地干预（表4-5）。

表4-5 PWS 的治疗建议

建议
婴儿期采用公认的分子遗传学诊断方法进行早期诊断并给予早期干预
采用多学科参与的综合管理模式
注重家庭教育和支持及个性化教育
严格的食物管理和定时锻炼
生长激素治疗始于婴幼儿早期
生长激素治疗过程中的严密随访和监测
患儿由青春期向成年期过度时应给予特别关注，尤其是自主权和内分泌问题
加强患儿家庭间的往来以便处理患儿到成年期的健康、生活、社会认同等问题
识别 PWS 患者潜在行为问题与急性精神疾病间的差别

1. 生长激素治疗 约 80% 的 PWS 患儿存在生长激素缺乏，虽然其出生时身长、体重大多正常，但在 2～3 岁后会出现生长迟缓、身材矮小，几乎 100% 的 PWS 患儿均存在 IGF-1 缺乏。在 PWS 患儿中，其去脂体重以及胰岛素水平也低于正常。2000 年美国 FDA 批准了将 PWS 作为 GH 治疗的适应证之一。多项研究提示使用 GH 治疗后，PWS 患儿可以出现与 GHD 患儿一致的治疗效果，与未接受 GH 治疗的 PWS 患儿相比，可获得显著的线性生长以及终身高的改善。也有研究表明在婴儿 PWS 患者中使用 GH 治疗后较对照组相比，其精神运动发育出现明显的改善。随着运动发育的改善，患儿可以独坐，站立和独走，从而可以与周围环境互动，改善了智力发育。早期 GH 治疗可能通过减少脂肪量和改善肌肉力量以及血脂分布来改变 PWS 的自然病程，同时并不增加副作用的发生率。

（1）起始治疗时机及疗程：尽管目前国际上对 PWS 开始应用 rhGH 治疗的年龄尚未达成确切共识，根据以往的研究结果和治疗建议，GH 起始治疗的时间通常在患儿出现肥胖前即 2 周岁前，甚至可提早至早期确诊后的 2～4 月龄。研究发现，早期（生后 3～6 月龄）开始 rhGH 治疗还可以改善患儿精神运动发育，有助于肌肉组织发育、改善肌力，改善摄食能力并能尽早纠正代谢紊乱。根据 PWS 患儿的自然病程和内分泌代谢特点，约有 8%～55% 的成年患者仍存在严重的生长激素缺乏，GH 治疗的疗程建议一直持续至成年期，即使骨骺完全融合仍有改善体脂成分、脂代谢和认知功能的作用，但要除外存在严重肥胖、未控制的糖尿病、未控制的严重阻塞性睡眠呼吸暂停、活动性肿瘤和活动性精神病等 GH 治疗禁忌证。

（2）疗效评估标准及剂量调整方法：推荐的治疗剂量为从较小剂量 0.5mg/(m^2·d) 开始，于数周至数月内渐增至 1mg/(m^2·d)，并根据 IGF-1 的水平进行相应调整，使 IGF-1 水平保持在（+1～+2SDS，与年龄相匹配的健康正常人群相比）。对于成人期的 PWS 患者，治疗剂量推荐 0.1～0.2mg/d，监测 IGF-1 水平保持在（0～+2SDS）。

治疗过程中疗效的评估指标包括线性生长相关体格参数（身高、体重、体质指数、头围），身体成分（肌肉、脂肪含量），运动功能，认知发育和代谢指标。治疗过程中需注意的相关问题：①心功能：rhGH 治疗会影响心肌数量及功能，建议在治疗开始前首次超声心功能检查，在长期治疗的 PWS 患儿中，根据病情复查。②胰岛素抵抗与糖尿病：rhGH 治疗的 PWS 患儿胰岛素水平显著升高，因此在 rhGH 治疗的患儿中应监测糖脂代谢相关指标。③脊柱侧凸：PWS 患儿的脊柱侧凸发生率较高（10 岁以前 30%，10 岁以后 80%），脊柱侧凸并非 rhGH 治疗的禁忌证，但考虑到潜在的风险，推荐在 rhGH 治疗之前、治疗后的每 6～12 月进行骨科检查，并考虑是否完善脊柱 X 线摄片检查。④OSA：PWS 儿童青少年 OSA 自然发生率为 44%～100%，rhGH 治疗可能增大舌体和腺体的体积，减小本来就狭小的气道，因此可能加重 OSA，导致患儿上呼吸道感染时可能猝死，因此 rhGH 治疗前和治疗过程中，应密切、规律监测 OSA 症状，在出现中重度 OSA 情况下应暂停 GH 治疗，首先处理 OSA 再决定是否继续使用 rhGH 治疗。其他内分泌问题如甲状腺功能减退、肾上腺皮质功能减退等，也应在治疗前后进行评估和监测，及时给予补充。

（3）停药时机及停药指征：在排除严重禁忌证的情况下，rhGH 的治疗建议长期小剂量维持，对于成人期骨骺已闭合、身高达到成年终身高的 PWS 患者，0.1～0.2mg/d 的维持量仍有改善体脂成分、脂代谢和认知功能的作用。治疗过程中仍应规律监测内分泌代谢指标和心肺、呼吸功能等。

2. 其他药物治疗

（1）约 20%～30% 的 PWS 婴儿合并甲状腺功能减退，建议左旋甲状腺素钠剂量为 5～6μg/(kg·d)[<1 岁，剂量为 8μg/(kg·d)]，并根据 FT_4 和 TSH 水平调整药物剂量。

（2）PWS 患儿可发生下丘脑-垂体-肾上腺轴功能紊乱（中枢性肾上腺皮质功能低下，CAI），建议所有 PWS 婴幼儿在发生中重度应激事件中，都应该考虑氢化可的松替代治疗，剂量为 30～70mg/(m²·d)，分 3 次服用。

（3）约 66%～100% 的 PWS 男性存在单侧或双侧隐睾，绝大多数需要行睾丸固定术。人类绒毛膜促性腺激素（hCG）治疗可促进睾丸下降，避免手术治疗以及全身麻醉呼吸并发症的风险，也会增加阴囊大小和阴茎长度，改善睾丸固定术成果，促进站立排尿。推荐治疗剂量为：1 岁前的 PWS 患儿 hCG 250U，1～5 岁 hCG 500U，均为每周 2 次，共 6 周，疗效不佳时仍应尽快考虑手术治疗，合适的手术时机为 2 岁以内。

（4）PWS 患者常需要性激素治疗以诱导、促进或维持青春发育，性激素替代治疗还对骨骼正常的发育、肌肉量的增加有积极意义，并具改善患者性生理正常化的作用。但也存在较大争议，男性患儿雄激素替代可能产生行为问题，女性患儿雌激素替代治疗可能产生月经相关的卫生问题。因此建议 PWS 患儿的性激素替代治疗需要与患者监护人充分讨论利弊确定监护人意见后方可实施。通常推荐肌内注射睾酮制剂起始剂量为 50～100mg/28天，并缓慢增加至成人剂量。女性 PWS 患儿如在 13 岁以后仍未出现乳房发育、16 岁以后仍未有月经初潮，可考虑雌激素替代，从小剂量开始渐增至成人剂量，当出现初潮后可联合口服避孕药治疗。激素替代治疗前和治疗期间都应定期进行临床评估。

（5）目前尚没有一种药物可以帮助控制食欲，曾有 PWS 患者使用奥曲肽（生长激素抑制素受体激动剂）治疗，降低胃饥饿素浓度，但没有改变饮食行为。

（6）其他辅助治疗药物：辅酶 Q10 可改善 PWS 患儿的运动和代谢功能，并可改善白天的觉醒状态，且没有已知的不良反应，可作为 PWS 患者的辅助治疗；PWS 患者可能存在肉碱利用障碍，研究显示小剂量补充[25mg/(kg·d)]后可改善运动耐受性和白天的觉醒状态，也可作为辅助治疗药物。其他处于临床试验阶段的治疗药物包括莫达非尼（modafinil）治疗 PWS 患者的发作性睡病及白天嗜睡，N-乙酰半胱氨酸（N-acetylcysteine）干预 PWS 患者自我损伤皮肤的行为，催产素干预 PWS 患者过度摄食等异常行为，上述药物确切的疗效和远期效应仍需积累更多的临床研究证据。

（罗飞宏）

第六节 Noonan 综合征

Noonan 综合征（Noonan syndrome，NS，OMIM 163950），又称翼状颈综合征，是一种以特殊面容、身材矮小、骨骼发育异常、智力发育障碍伴先天性心脏病、出血倾向、淋巴管发育不良为特征的多发性先天畸形，1968 年由 Noonan 正式提出。

一、NS 的流行病学和病因学分析

NS 是一种先天遗传性疾病，为常染色体显性遗传病，呈完全外显率，表现不一。活产新生儿中发病率为 1/2 500～1/1 000，轻度表达可能会被忽视。男女均可发病，可散发，也可有家族史,所报道病例中的家族性病例占 30% 左右,其余大多数病例属于散发类型。

　　Noonan 综合征病因复杂,近年随着分子生物诊断水平的提高,对其病因有了更全面的认识,但仍有约 30% 的患者未能明确基因诊断。NS 发病机制与丝裂原活化蛋白激酶信号传导通路(RAS-mitogen-activated protein kinase,RAS-MAPK)的信号上调相关。该通路存在于大多数细胞内,将生长因子、激素等细胞外信号转导至细胞内,促进细胞的增殖、分化、代谢等。当细胞膜表面受体与激素等刺激信号分子结合后,生长因子受体结合蛋白 2(GRB2)募集,与鸟苷酸交换因子(SOS1)、蛋白酪氨酸磷酸酶非受体型 11(PTPN 11)形成复合体,使 GDP-RAS 转化为具有活性的 GTP-RAS,活化的 RAS 蛋白通过一系列的磷酸化反应引起 RAF-MEK-ERK 信号级联反应,然后 ERK 信号分子进入细胞核内调节相关基因的转录并对刺激信号作出反应。目前已发现 10 个与 NS 相关的致病基因:*PTPN11*、*KRAS*、*SOS1*、*NRAS*、*RAF1*、*BRAF*、*SHCO2*、*CBLe MEK1* 等,这些基因突变可以解释 60%~75% 的 NS 发病机制(图 4-1),其中以 *PTPN11* 最常见,约占 50%。

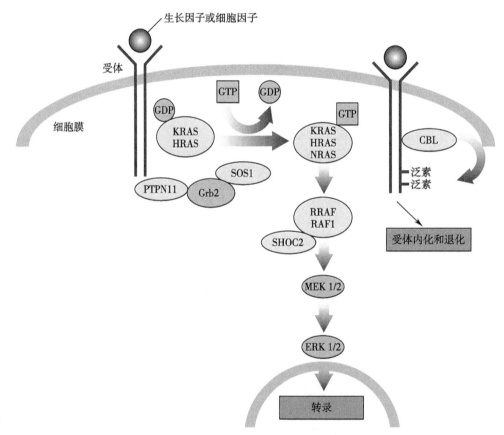

图 4-1　NS 突变基因的致病机制

二、NS 的临床表现

　　Noonan 综合征临床表现多样,累及多个器官系统。以特殊面容、身材矮小、骨骼畸形、先天性心脏缺陷、不同程度发育迟缓为主要表现。其他临床表现还包括:颈宽、颈蹼,胸廓畸形如鸡胸、漏斗胸,隐睾,凝血功能障碍,淋巴管发育不良,以及眼异常等,部分患者伴有轻度的智力障碍,语言障碍。

(1)产前特点:父亲大龄为 NS 患者的单一因素。常见的围产期研究发现包括:羊水过多;淋巴管发育不良包括颈部透明带增厚和囊状水瘤,巨头畸形;心脏和肾脏畸形。在染色体正常的胎儿伴有颈部透明带增厚者,约 5%~15% 为 *PTPN*11 相关的 NS。

(2)面部特征:面部特征随年龄增长而变化,逐渐减轻。新生儿期:前额突出,眼距过宽,上睑下垂,耳轮后旋或增厚,鼻唇沟明显,短颈,颈蹼,后发际线低。婴儿期:眼睛突出,眼裂过小,眼距过宽,上睑下垂,鼻梁低平。儿童期:面部改变逐渐减轻,出现表情淡漠,缺乏情感表达,类似肌病表型。青春期:脸型呈倒三角型,前额宽,下颌小。轻度眼突,鼻根变窄。颈部延长,颈蹼加重、斜方肌突出。成人期:面容特征不明显,皮肤显得薄而透明,前发际较高,鼻唇沟较同龄人更深更明显,鼻唇褶皱突出,仅少数成人还保留上睑下垂、眼距宽、耳位低、耳轮后旋/增厚和颈蹼。

(3)生长与发育:有 50%~70% 患者身材矮小,成年身高低于第三百分位。患者出生时身长、体重正常。出生后逐渐出现生长落后,从 2 岁到青春期,平均身高沿 P3 水平生长,青春期进展缓慢,生长发育可能延迟至 20 多岁,骨龄落后。*PTPN*11 基因突变患者身材矮小者多见,*SOS1* 突变患者生长落后较低。NS 患者 GH-IGF-1-IGFBP3 轴的功能紊乱表现多样:45% 伴有 GH 缺乏,也有 GH 神经分泌功能障碍,GH 抵抗,IGF-1 和 IGF-BP3 下降,也可 GH 水平正常。NS 患者的青春发育多有延迟,女童发育年龄为 13~14 岁,初潮平均年龄为 14.6±1.17 年,有正常的生育能力。男童发育年龄为 13.5~14.5 岁,80% 的 NS 患者有隐睾,可发生睾丸支柱细胞功能障碍、精子发生异常,引起高促性腺激素的性腺功能低下。

(4)脊柱和四肢:NS 患者脊柱侧弯的报道占 10%~15%,其他较少见的脊柱畸形包括脊柱后凸、脊柱裂、椎骨/肋骨异常、膝外翻等。马蹄内翻足占 10%~15%,其他如关节挛缩约占 4%,尺桡骨结合变形约占 2%,颈椎融合约占 2%,关节过伸较常见。

(5)心血管疾病:50%~80% NS 患者伴有心脏血管异常,20%~50% 伴有肺瓣膜狭窄,其他心脏畸形包括房、室间隔缺损、分支肺动脉狭窄、法洛四联症。20%~30% 合并肥厚性心肌病(HCM),RAF1 突变者发生率尤其高,达到 80%~95%。HCM 可发生在出生时或婴儿期或儿童期,病情严重程度有差异,轻者可自愈,重者可快速进展至死亡。在大约 90% 的NS 患者中存在心电图异常,主要表现为电轴左偏、左前分支传导阻滞,病理性 Q 波。

(6)神经运动认知发育:NS 患者有早期运动发育的延迟,可能与关节过度伸展和肌张力降低有关。独坐的平均年龄是 10 个月,独走是 21 个月。大约 50% 的学龄儿童有发育性协调障碍,精细运动的落后。大多数学龄儿童在正常的教育环境中表现良好,但有 25% 的人有学习障碍,10%~15% 需要特殊教育。部分 NS 患儿有轻度智力低下,智商在 70 分以下的占 6%~23%。NS 患者伴有语言发育的延迟,构音障碍占 72%,与听力丧失、知觉运动障碍或发音缺陷有关。说第一个词的平均年龄是 15 个月左右,说简单的两个字短语的平均年龄大概是 31 个月到 32 个月,在学龄期表现为语言障碍、阅读和拼写困难。NS 患儿注意力和执行力较正常儿童差,患自闭症谱系障碍的风险更高。严重神经损害表现为肌力低下、反复抽搐、周围性神经病等。还可伴有 Arnold-Chiari 畸形。

(7)肠道和喂养:约 75%NS 婴儿有喂养困难,表现为:吸吮力弱、喂食时间延长、反复呕吐,约 24% 的患者需要保留胃管喂养。原因与患者胃肠运动发育落后,胃食管反流,肠旋转不良有关。

（8）泌尿生殖系统：11% 的 NS 患者存在轻度肾脏畸形，肾盂扩张最为常见。双重泌尿系统，轻度旋转畸形，远端输尿管狭窄，肾发育不全，单侧肾功能障碍，单侧肾异位。

（9）血液系统与肿瘤：0～89% 的 NS 患者有异常出血或瘀伤的病史，以轻度出血常见，表现为牙龈出血、鼻出血、皮肤瘀斑瘀点、月经量多，外伤、手术难止血。实验室检查可有凝血因子缺乏、血小板减少或功能异常，凝血酶原时间延长等。NS 患者肝脾肿大很常见，可能与骨髓增生异常综合征有关。NS 患者患儿童肿瘤的风险比正常人群高，*PTPN11* 突变的NS 患者患癌风险较普通人群高 3.5 倍（置信度为 95% 的置信区间在 2.0～5.9）。报道的有幼年性单核细胞白血病、急性淋巴细胞白血病和急性髓性白血病，实体肿瘤有横纹肌肉瘤、神经母细胞瘤、颅内肿瘤、成神经细胞瘤等。

（10）淋巴系统：NS 患者存在多种淋巴管畸形。可以是局部的或广泛的、产前的和（或）产后的。背侧肢体（足背部和手背部）淋巴水肿最为常见。也可有肠、肺或睾丸淋巴管扩张、乳糜性胸膜胸腔积液和（或）腹膜腔积液、阴囊或外阴局部淋巴水肿等。产前检查发现：短暂性或持续性的囊性水肿、羊水过多，以及胎儿水肿，可预示 NS。

（11）眼、口腔、牙齿：95% 的 NS 患者有眼畸形，包括斜视、屈光不正、弱视、眼球震颤等。牙齿咬殆不正（50%～67%），发音困难（72%）。下颌囊肿，与 *PTPN11* 和 *SOS1* 基因突变有关。

（12）皮肤：cafe-au-lait 斑点、雀斑样痣以及伸肌表面和脸部的毛囊角化病在 NS 患者中较普通人群常见。

三、NS 的诊断与鉴别诊断

（1）诊断：NS 的诊断以临床表现为主，目前最常用的诊断标准是荷兰学者 Vander Burgt 等于 1994 年提出的诊断标准。如患者具有典型面容特征（主要指标 1），则只需达到主要指标 2～6 中任意 1 条，或次要指标 2～6 中任意 2 条，即可诊断。如患者仅有面容特征提示（次要指标 1），则需达到主要指标 2～6 中任意 2 条，或次要指标 2～6 中任意 3 条，才能诊断。

主要指标：①典型的面容特征；②PVS，HCM 和（或）NS 典型的心电图改变；③身高<同性别同年龄的第 3 百分位；④鸡胸或漏斗胸；⑤一级亲属确诊 NS；⑥以下各条同时存在：智力落后、隐睾和淋巴管发育不良。

次要指标：①面部特征提示 NS；②其他心脏缺陷；③身高<同性别同年龄的第 10 百分位；④胸廓宽；⑤一级亲属拟诊 NS；⑥存在以下各条其中之一：智力落后、隐睾和淋巴管发育不良。

（2）基因检查建议：2010 年，美国 NS 协作小组制订的临床指南中明确提出，NS 相关基因筛查阳性可协助该病诊断，但筛查阴性并不能排除该病，基因型与临床表型之间的关系可为基因筛查提供一定参考（表 4-6）。进行 NS 相关基因检测时首先考虑 *PTPN11* 基因，该基因筛查阴性时，可根据患者临床表型选择其他目标基因作为筛查对象。如患者发育迟缓不明显，伴有心 - 面 - 皮肤（CFC）综合征样的皮肤和毛发改变，如毛周角化症、头发稀疏、卷曲，眉毛稀疏和（或）体格正常则考虑 *SOS1* 基因；如伴有 HCM，则考虑 *RAF1* 基因；如伴有显著的发育落后或认知障碍，则考虑 *KRAS* 基因；如患者毛发稀疏，纤细，生长缓慢，外胚层异常（如伴有明显色素沉着的鱼鳞病），鼻音过重，过度活跃等，则考虑 *SHOC2* 基因。当患者基因检测阳性时，建议父母同时检查以评估再发风险。

表4-6　基因型与临床表型

基因	心血管	生长	发育	皮肤和毛发	其他
PTPN11（约50%）	多见肺动脉狭窄，少见肥厚性心肌病和房间隔缺损（继发孔型）	身材矮小多见，IGF-1水平低	N308D和N308S突变患者很少或没有智力障碍	—	出血体质和青少年粒单核细胞白血病多见
SOS1（约10%）	少见房间隔缺损	身材矮小少见	智力障碍及语言发育迟缓少见	CFC综合征样皮肤和毛发改变	—
RAF1（约10%）	肥厚性心肌病多见	—	—	—	—
KRAS（<2%）	—	—	严重的认知缺陷	CFC综合征样皮肤和毛发改变	—
SHOC2	多表现为二尖瓣脱垂与室间隔缺损	生长激素缺乏多见	过度活跃	毛发易脱落，稀疏，纤细，生长缓慢，伴有色素沉着的鱼鳞病	鼻音过重
NRAS（<1%）	—	—	—	—	—

（3）多系统评估及管理监测：一旦NS诊断成立，应对多器官系统发育及功能进行评价，见表4-7。

表4-7　NS多系统评估及管理监测

	诊断时	诊断后	有症状的
一般情况	全面的体格检查和神经系统检查；为明确诊断，进行医学遗传学咨询考虑基因检测和遗传咨询	每年进行体格检查和神经系统检查；如果基因阴性，遗传咨询师复诊或进行多系统评估；青少年或中青年遗传咨询	隐睾患儿1岁进行睾丸固定术；如果淋巴水肿、推荐给专科临床；如果颅内压增高，做脑部和颈椎MRI检查；如果怀疑惊厥发作，做脑电图检查和转诊给神经科医师
发育	多学科进行发育评价	5～18岁儿童每年进行发育筛查	如果筛查异常，进行神经心理测试；如果3岁之前出现发育延迟，推荐早期干预；5～18岁儿童出现发育延迟，应进行个别化教育计划
牙齿	1岁至2岁之间进行第一次牙齿评估	每年进行牙齿评估	—
生长和喂养	Noonan综合征的生长曲线图	Noonan综合征患儿3岁以前每年进行三次的生长曲线图监测，3岁以后每年1次	有喂养问题或反复呕吐，或者没有其他共同病因存在的生长障碍，推荐给胃肠专家；如果有甲状腺功能减退的症状或体征存在，进行甲状腺功能检查
心血管	心脏体检、心电图和心脏超声	随访初始的阳性体征和检查，如果初始评估正常，每5年再评估1次	—

续表

	诊断时	诊断后	有症状的
眼科	眼睛和视力检查	每 2 年重复 1 次,如果有问题缩短时间复查	—
听力	听力检查	如果有复发性中耳炎或言语延迟需要复查听力	复发性中耳炎或浆液性中耳炎者推荐给耳鼻喉科专家;听力障碍者佩戴助听器或者进行课堂干预
血液	全血细胞分类计数,凝血酶原时间或部分活化凝血活酶时间	如果起始筛查年龄在 6～12 个月,复查全血细胞分类计数,凝血酶原时间或部分活化凝血活酶时间;预查:全血细胞分类计数,凝血酶原时间或部分活化凝血活酶时间,其次(咨询血液科医生)查因子Ⅸ,Ⅺ,和Ⅻ浓度,血管性血友病因子,血小板聚集	如果有异常出血或持续出血,查凝血酶原时间或部分活化凝血活酶时间,并推荐给血液科专家;脾脏肿大者进行全血细胞分类计数;肝脾肿大者进行全血细胞分类计数和肝功能检查
肾脏	肾脏超声	—	
骨骼	如果查体提示有骨骼异常,应进行脊柱的 X 线临床评估	青春期每年进行一次脊柱检查,如果不正常,进行放射检查和转诊给骨科专家	—

（4）鉴别诊断:

1）Turner 综合征:早期 NS 曾被称为男性表型的 Turner 综合征,二者外貌特征有许多相似之处,如都有类似的特殊面容,骨骼异常,身材矮小;B 超检查可示子宫、卵巢小;骨密度低下,骨龄低于实际年龄;常合并甲状腺功能减退等。但 Turner 综合征一般无家族史,多为散发病例;患者一般智力正常;绝大多数性腺发育不全,卵巢内无卵泡;心血管畸形以左心系统为主,多见主动脉瓣狭窄和主动脉缩窄。而 NS 大多为常染色体显性遗传,有家族史;部分 NS 患者青春期可有正常的性发育,卵巢内可见卵泡。另外,染色体核型检查亦有助于鉴别,NS 往往核型正常,Turner 综合征则往往表现为不同类型的异常染色体核型,包括数量异常或 X 染色体结构异常。

2）Harskog 综合征:相似点有面容和骨骼改变,如眼距增宽、睑裂下斜、身材矮小等,但本病无心血管异常,是由 *FGDl* 基因突变所致的 X 连锁隐性遗传病。

3）LEOPARD 综合征:同样也由 *PTPN11* 基因突变所致的常染色体显性遗传病,临床亦有皮肤、骨骼和心脏等多系统受累,但有其特殊的突变位点,如 Y259C、T468M、A461T、G464A 和 Q510P,近年认为 LEOPARD 综合征属于 Ns 的一种变异型。

4）Costello 综合征:相似之处包括卷发、上睑下垂、睑裂下斜、PVS、HCM 和鸡胸等,但本病还可见皮肤松弛,随年龄加深的皮肤色素,面部和肛周的乳头状瘤,脱发,房性心动过速,中度以上的智力落后等,本病由 *HRAS* 基因突变所致。

5）CFC 综合征:二者有相似的面容、身材矮小、PVS、HCM 和房间隔缺损等,但本病喂养困难严重,伴有毛囊角化过度、头发稀疏、卷曲,眉毛稀疏,鱼鳞癣,痕性红斑,本病由 *MEKl* 或 *MEK2* 基因突变所致。

四、Noonan 综合征的治疗

（1）生长激素治疗：对 NS 患者进行重组人生长激素（rhGH）治疗的指征：①身材矮小，落后于正常同龄儿童平均水平第 3 百分位；② GH-IGF-I 轴受损。目前没有建立标准剂量，2007年美国 FDA 推荐伴有身材矮小的 NS 患者 rhGH 剂量为 0.066mg/（kg•d），长期随访发现使用剂量和终身高之间没有相关性，GH 治疗过程中应严密观察记录对患者 GH 治疗的反应。

rhGH 治疗后 NS 患者身高的增加从 0.6～1.8SD 不等，rhGH 疗效与治疗时间及基因型有关，接受 rhGH 治疗越早，效果越好，携带 *PTPN11* 突变者治疗效果差于无此突变患者，可能与突变导致的 GH 抵抗相关。患有青春期前生长激素缺乏症的 NS 患者，在 rhGH 治疗中生长速率与 Turner 综合征的女孩相似，但低于先天性垂体功能减低的速率。

rhGH 治疗一般不会对 BMI、心脏结构、心功能产生影响；但部分研究发现 RAF1 基因CR2 功能域突变携带者出现左心室肥厚。rhGH 治疗一般不会引起糖代谢异常，偶有个别NS 患者在接受 rhGH 治疗后出现暂时性空腹胰岛素水平的小幅度增加。

由于 NS 患者患白血病和某些实体肿瘤高于普通人群，rhGH 治疗是否会增加患肿瘤的风险问题，目前已有的报道显示 NS 患者 rhGH 治疗与肿瘤的发生不具有因果关系，但尚需要更多的临床随访。建议开始 rhGH 治疗时，应进行严密观察随访，应注意肿瘤易感性。

（2）其他治疗：心血管异常的治疗与其他病理机制导致的心血管异常的治疗方法相同，如通过经皮囊性肺瓣膜成形术治疗肺动脉瓣狭窄。早期死亡率与肥厚性心肌病有关，婴儿期发生充血性心力衰竭，预后差，2 年存活率只有 30%。NS 的出血症状可以有多种原因，可能是由于凝血因子缺乏或血小板聚集异常引起的。针对不同的出血病因，可选用凝血因子、血小板输注治疗 NS 患者发生的严重出血。神经、运动及认知等发育障碍，应该通过早期干预计划和个性化教育策略来解决。多器官系统畸形，可整形治疗。

（朱高慧　熊　丰）

● 参考文献

1. Kang MJ. Novelgeneticcause of idiopathicshort stature. Ann Pediatr Endocrinol Metab. 2017，22（3）：153-157.

2. Hauer NN，Sticht H，Boppudi S，et al. Genetic screening confirms heterozygous mutations in ACAN as a major cause of idiopathic short stature. Sci Rep. 2017，22；7（1）：12225.

3. Dias C，Giordano M，Frechette R，et al. Genetic variations at the human growth hormone receptor（GHR）gene locus are associated with idiopathic short stature. J Cell Mol Med，2017，21（11）：2985-2999.

4. International Classification of Pediatric Endocrine Diagnoses Consortium：International Classification of Pediatric Endocrine Diagnoses. 2016.

5. Cohen P，Weng W，Rogol AD，et al. Dose-sparing and safety-enhancing effects of an IGF-Ibased dosing regimen in short children treated with growth hormone in a 2-year randomized controlled trial：therapeutic and pharma-coeconomic considerations. ClinEndocrinol（Oxf），2014，81：71-76.

6. Sotos JF，Tokar NJ. Growth hormone significantly increases the adult height of children with idiopathic short stature：comparison of subgroups and benefit. Int J Pediatr Endo-crinol，2014，14-15.

7. Backeljauw PF，Kuntze J，Frane J，Calikoglu AS，Chernausek SD：Adult and near-adult height in patients

with severe insulin-like growth factor-I deficiency after long-term therapy with recombinant human insulinlike growth factor-I. Horm Res Paediatr, 2013, 80: 47-56.

8. 中华医学会儿科学分会内分泌遗传代谢学组. 基因重组人生长激素儿科临床规范应用的建议. 中华儿科杂志, 2013, 51 (6): 426-431.

9. Grimberg A, DiVall SA, Polychronakos C, et al. Guidelines for Growth Hormone and Insulin-Like Growth Factor-I Treatment in Children and Adolescents: Growth Hormone Deficiency, Idiopathic Short Stature, and Primary Insulin-Like Growth Factor-I Deficiency. Horm Res Paediatr, 2016, 86: 361-398.

10. Schena L, Meazza C, Pagani S, et al. Efficacy of long-term growth hormone therapy in short non-growth hormone-deficient children. J PediatrEndocrinolMetab, 2017, 30: 197-201.

11. Salehpour S, Alipour P, Razzaghy-Azar M, et al. A double-blind, placebocontrolled comparison of letrozole to oxandrolone effects upon growth and puberty of children with constitutional delay of puberty and idiopathic short stature. Horm Res Paediatr, 2010, 74: 428-435.

12. Dunkel, L. Treatment of idiopathic short stature: effects of gonadotropin-releasing hormone analogs, aromatase inhibitors and anabolic steroids. Horm Res Paediatr, 2011, 76 (Suppl. 3): 27-29.

13. Midyett LK, Rogol AD, Van Meter QL, et al. Recombinant insulin-like growth factor (IGF)-I treatment in short children with low IGF-I levels: first-year results from a randomized clinical trial. J ClinEndocrinol Metab. 2010, 95: 611-619.

14. Michael BR. Treatment of children and adolescents with idiopathic short stature . Nat Rev Endocrinol, 2013 , 9 : 325-334.

15. Kaori Fujita, 1 Miwako Nagasaka, 1 Sota Iwatani et al. Prevalence of small for gestational age (SGA) and short stature in children born SGA who qualify for growth hormone treatment at 3years of age: Population-based study. Pediatrics International, 2016, 58, 372-376.

16. Saggese Giuseppe, Fanos Margherita, Simi Francesca. SGA children: auxological and metabolic outcomes - the role of GH treatment. J. Matern. Fetal. Neonatal. Med. , 2013, 26 Suppl 2: 64-67.

17. Wit Jan M, van Duyvenvoorde Hermine A, van Klinken Jan B et al. Copy number variants in short children born small for gestational age. Horm Res Paediatr, 2014, 82 (5): 310-8.

18. Begemann Matthias, Zirn Birgit, Santen Gijs, et al. Paternally Inherited IGF2 Mutation and Growth Restriction. N Engl J Med, 2015, 373 (4): 349-56.

19. Wu Di, Gong Chunxiu, Su Chang. Genome-wide analysis of differential DNA methylation in Silver-Russell syndrome. Sci China Life Sci, 2017, 60 (7): 692-699.

20. Wakeling Emma L, Brioude Frédéric, Lokulo-Sodipe Oluwakemi, et al. Diagnosis and management of Silver-Russell syndrome: first international consensus statement. Nat Rev Endocrinol, 2017, 13 (2): 105-124.

21. Hu Xuyun, Li Hongdou, Gui Baoheng, et al. Prenatal and early diagnosis of Chinese 3-M syndrome patients with novel pathogenic variants. Clin. Chim. Acta, 2017, 474: 159-164.

22. Wit Jan M, Oostdijk Wilma, Losekoot Monique et al. MECHANISMS IN ENDOCRINOLOGY: Novel genetic causes of short stature. Eur JEndocrinol, 2016, 174 (4): R145-173.

23. 中华医学会儿科学分会内分泌遗传代谢学组;《中华儿科杂志》编辑委员会. 基因重组人生长激素儿科临床规范应用的建议. 中华儿科杂志, 2013, 51 (6): 426-432.

24. Yadav Sangita, Rustogi D. Small for gestational age: growth and puberty issues. Indian Pediatr, 2015, 52

（2）：135-40.

25. 潘慧，班博，于萍等. 从临床诊疗指南及专家共识角度看重组人生长激素治疗的规范化应用. 中华诊断学电子杂志，2014，2（2）：85-89.

26. 中华医学会儿科学分会. 儿科内分泌与代谢性疾病诊疗规范. 第 1 版. 北京：人民卫生出版社，2016：415-421.

27. Stevens A，Clayton P，Tato L，et al. Pharmacogenomics of insulin-like growth factor-I generation during GH treatment in children with GH deficiency or Turner syndrome. The pharmacogenomics journal，2014，14（1）：54-62.

28. Hamza R T，Hamed A I，Sallam M T. Effect of zinc supplementation on growth Hormone Insulin growth factor axis in short Egyptian children with zinc deficiency. Italian journal of pediatrics，2012，38（1）：21.

29. Cassidy SB，Schwartz S，Miller JL，Driscoll DJ. Prader-Willi syndrome. Genet Med，2012，14（1）：10-26.

30. Butler MG. Prader-Willi syndrome：obesity due to genomic imprinting. Curr Genomics，2011，12（3）：204-215.

31. Diene G，Mimoun E，Feigerlova E，et al. Endocrine disorders in children with Prader-Willi syndrome- data from 142 children of the French database. Horm Res Paediatr，2010，74（2）：121-128.

32. Emerick JE，Vogt KS. Endocrine manifestations and management of Prader-Willi syndrome. Int J Pediatr Endocrinol，2013，2013（1）：14.

33. Lu W，Qi Y，Cui B，et al. Clinical and genetic features of Prader-Willi syndrome in China. Eur J Pediatr，2014，173（1）：81-86.

34. Ma Y，Wu T，Liu Y，et al. Nutritional and metabolic findings in patients with Prader-Willi syndrome diagnosed in early infancy. J Pediatr Endocrinol Metab，2012，25（11-12）：1103-1109.

35. Aycan Z，Baş VN. Prader-Willi syndrome and growth hormone deficiency. J Clin Res Pediatr Endocrinol，2014，6（2）：62-67.

36. Buiting K. Prader-Willi syndrome and Angelman syndrome. Am J Med Genet C Semin Med Genet，2010，154（3）：365-376.

37. McCandless SE；Committee on Genetics. Clinical report- health supervision for children with Prader-Willi syndrome. Pediatrics，2011，127（1）：195-204.

38. Heksch R，Kamboj M，Anglin K，Obrynba K. Review of Prader-Willi syndrome：the endocrine approach. Transl Pediatr，2017，6（4）：274-285

39. Grugni G，Sartorio A，Crinò A. Growth hormone therapy for Prader-Willi syndrome：challenges and solutions Ther Clin Risk Manag，2016，12：873-881

40. Grugni G，CrinòA，Pagani S，et al. Growth hormone secretory pattern in non- obese children and adolescents with Prader-Willi syndrome. J Pediatr Endocrinol Metab，2011，24（7-8）：477-481.

41. Carrel AL，Myers SE，Whitman BY，et al. Long-Term Growth Hormone Therapy Changes the Natural History of Body Composition and Motor Function in Children with Prader-Willi Syndrome. J Clin Endocrinol Metab，2010，95（3）：1131-1136.

42. Siemensma EP，Tummers-de Lind van Wijngaarden RF，Festen DA，et al. Beneficial effects of growth hormone treatment on cognition in children with Prader-Willi syndrome：a randomized controlled trial and longitudinal study. J Clin Endocrinol Metab，2012，97（7）：2307-2314.

43. Sode-Carlsen R, Farholt S, Rabben KF, et al. One year of growth hormone treatment in adults with Prader-Willi syndrome improves body composition: results from a randomized, placebo-controlled study. J Clin Endocrinol Metab, 2010, 95(11): 4943-4950.

44. Deal CL, Tony M, Höybye C, Allen DB, et al. Growth Hormone in Prader-Willi Syndrome Clinical Care Guidelines Workshop Participants. Growth Hormone Research Society work shop summary: consensus guidelines for recombinant human growth hormone therapy in Prader-Willi syndrome. J Clin Endocrinol Metab, 2013, 98(6): E1072-E1087.

45. Colmenares A, Pinto G, Taupin P, et al. Effects on growth and metabolism of growth hormone treatment for 3 years in 36 children with Prader-Willi syndrome. Horm Res Paediatr, 2011, 75(2): 123-130.

46. Sedky K, Bennett DS, Pumariega A. Prader-Willi syndrome and obstructive sleep apnea: co-occurrence in the pediatric population. J Clin Sleep Med, 2014, 10(4): 403-409.

47. Marcus CL, Brooks LJ, Draper KA, et al. Diagnosis and management of childhood obstructive sleep apnea syndrome. Pediatrics, 2012, 130(3): e714-e755.

48. Meyer SL, Splaingard M, Repaske DR, et al. Outcomes of adenotonsillectomy in patients with Prader-Willi syndrome. Arch Otolaryngol Head Neck Surg, 2012, 138(11): 1047-1051.

49. Elena G, Bruna C, Benedetta M, et al. Prader-willi syndrome: clinical aspects. J Obes, 2012: 473941.

50. Irizarry KA, Miller M, Freemark M, et al. Prader Willi Syndrome: genetics, metabolomics, hormonal function, and new approaches to therapy. Adv Pediatr, 2016, 63(1): 47-77.

51. Romano AA, Allanson JE, Dahlgren J, Gelb BD, Hall B, Pierpont ME, Roberts AE, Robinson W, Takemoto CM, Noonan JA. Noonan syndrome: clinical features, diagnosis, and management guidelines. Pediatrics, 2010, 126(4): 746-59.

52. Bhambhani V, Muenke M. Noonan syndrome. Am Fam Physician, 2014, 1; 89(1): 37-43.

53. Roberts AE, Allanson JE, Tartaglia M, Gelb BD. Noonan syndrome. Lancet, 2013, 26; 381(9863): 333-42.

54. Tartaglia M, Zampino G, Gelb BD. Noonan syndrome: clinical aspects and molecular pathogenesis. Mol Syndromol, 2010, 1(1): 2-26.

55. Lepri FR, Scavelli R, Digilio MC, et al. Diagnosis of Noonan syndrome and related disorders using target next generation sequencing. BMC Med Genet, 2014, 15: 14.

56. Simanshu DK, Nissley DV, McCormick F. RAS Proteins and Their Regulators in Human Disease. Cell. 2017, 170(1): 17-33.

57. Artoni A, Selicorni A, Passamonti SM, et al. Hemostatic abnormalities in Noonan syndrome. Pediatrics. 2014, 133(5): e1299-304.

58. Zavras N, Meazza C, Pilotta A, et al. Five-year response to growth hormone in children with Noonan syndrome and growth hormone deficiency. Ital J Pediatr, 2015, 41: 71.

59. Jongmans MC, van der Burgt I, Hoogerbrugge PM, et al. Cancer risk in patients with Noonan syndrome carrying aPTPN11 mutation. Eur J Hum Genet, 2011, 19: 870-4.

60. Smpokou P, Zand DJ, Rosenbaum KN, et al. . Malignancy in Noonan syndrome and related disorders. Clin Genet, 2015, 88(6): 516-22.

第五章
其他疾病相关的身材矮小症的诊断与治疗

除了第四章叙述的儿科临床常见的 6 种矮小疾病外，还有很多疾病会引起儿童身材矮小，包括原发性生长障碍中的骨软骨发育不良、染色体异常、胎儿生长受限和继发性生长障碍中的营养不良、慢性疾病（肝、肾、心、肺等）、内分泌疾病（甲状腺功能减退、库欣综合征、假性甲状旁腺功能减退、各类佝偻病以及 IGF 缺乏）等。本章主要叙述儿童慢性肾脏病性矮小以及由于 *SHOX* 基因缺失、中枢性性早熟、肾上腺皮质增生症、软骨发育不全和先天性甲状腺功能减退导致的身材矮小症。

第一节　儿童慢性肾脏病性身材矮小症

儿童肾脏疾病是儿科临床的常见病和多发病。慢性肾脏病（chronic kidney disease，CKD）指的是具有以下两条的任何一条者，就可以诊断为 CKD：①肾损害（病理、血、尿、影像学异常）≥3 个月；②肾小球滤过率（GFR）<60ml/min/1.73m^2，持续时间≥3 个月。从这个定义看，除了急性肾炎和急性尿路感染，绝大多数的肾脏疾病都可以归属慢性肾脏病的范畴。

一、发生率和病因学分析

（一）CKD 性身材矮小症的发生率

北美儿科肾脏移植协作研究数据显示，CKD 儿童伴有明显的生长障碍，在 0～1 岁、2～5 岁、6～12 岁和>12 岁不同年龄组，身材矮小比例分别为 58%、43%、33% 和 23%。部分 CKD 患儿治疗和肾移植也难以改善成年身高，研究显示，15 岁前开始终末期肾病治疗的 62% 的男孩和 41% 的女孩的终身高低于正常平均值的 −2SD，34% 的 15 岁前接受肾移植儿童的最终身高低于正常平均值的 −2SD。

（二）CKD 致身材矮小症的病因学分析

CKD 儿童生长迟缓和矮小的主要因素有：

1. **肾性骨病**　CKD 患儿由于尿中丢失维生素 D 和钙，导致钙磷代谢障碍、继发甲状旁腺功能亢进，引起骨质脱钙、骨质稀疏、骨密度下降、骨囊性变、骨折等肾性骨病；另外，CKD 患儿肾小管上皮细胞线粒体中的 1-α 羟化酶活性下降，影响 25（OH）D$_3$ 转化为 1，25（OH）$_2$D$_3$，肠道吸收钙、骨钙化、成骨细胞增殖以及碱性磷酸酶和骨钙素合成等过程受抑制，导致长骨生长障碍。

2. **肾性贫血**　CKD 患儿由于肾脏合成的促红细胞生成素减少，铁、叶酸摄入不足，轻度溶血，出血，红细胞存活时间减短等原因导致红细胞生成减少，破坏增多，病程较长的患儿贫血往往比较明显；血红蛋白少致携氧能力低下，影响各组织器官及骨骼代谢，导致生长发育障碍。

3. 代谢性酸中毒 一些 CKD 患儿由于肾功能不全、肾小管重吸收 HCO_3^- 和（或）泌 H^+ 功能障碍可致酸碱平衡失调，长期代谢性酸中毒导致患儿生长发育迟缓。

4. 热量摄入不足、蛋白质代谢异常 厌食和呕吐是导致 CKD 患儿摄入不良的主要原因。食欲缺乏是由于口腔味道改变，限制性饮食，蛋白质丢失状态以及烦渴等原因引起。此外，CKD 患儿代谢增高，代谢性酸中毒加速蛋白分解，促进蛋白质消耗，加重营养不良。热量摄入不足和营养素不完善，导致患儿体格生长落后。

5. 糖皮质激素长期使用 研究发现，外源性糖皮质激素长期应用，主要从 6 个方面影响 CKD 患儿的生长：①促进下丘脑合成分泌生长抑素（SS），影响 GH 分泌；②抑制垂体合成与分泌 GH；③抑制肝脏合成 IGF-1；④抑制肾上腺网状带合成雄激素，减弱对下丘脑合成 GHRH 的刺激以及不能发挥与 GH 促生长的协同作用；⑤抑制骨胶原的合成。上述诸多因素均可影响蛋白质合成、骨骺生长板上的软骨细胞和成骨细胞增殖以及骨钙化，影响长骨生长。

6. 生长激素（GH）抵抗 研究发现，有些 CKD 儿童 GH 在正常范围偏高水平，但由于：① GH 受体密度降低；② GH 受体后 JAK 激酶／信号转导和转录激活因子（JAK／STAT）通路信号传导受损；③胰岛素样生长因子结合蛋白（IGFBPs）水平升高，导致游离 IGF-1 降低等原因导致 CKD 患儿出现 GH 抵抗和生长迟缓。

二、CKD 性身材矮小症的临床表现

CKD 性身材矮小症患儿的临床表现可分为两部分：原发病的临床表现和并发症的临床表现，身材矮小归属于后者。

（一）原发病的临床表现

儿童 CKD 的病因大多与年龄相关。5 岁以下 CKD 最多见于解剖结构的异常，如肾发育不全或异常、尿路梗阻、反流性肾病以及其他先天畸形；其次见于肾病综合征。5 岁以后的 CKD 则多为肾小球肾炎、肾病综合征、过敏性紫癜肾炎、红斑狼疮肾炎等。不同病因 CKD 患儿临床表现有很大差异，如肾病综合征患儿临床表现有水肿、大量蛋白尿、低蛋白血症和高胆固醇血症（高脂血症）；而慢性肾炎的患儿可有水肿、乏力、苍白、程度不等的肾功能不全；肾小管酸中毒患儿则常有恶心呕吐、厌食、乏力、多尿、生长迟缓，幼儿期就出现酸中毒和低钾血症。CKD 患儿一旦出现明显的慢性肾功能衰竭，如不进行透析和移植，常于数月至 1～2 年内死亡。

（二）主要并发症的临床表现

1. 水电解质和酸碱平衡紊乱 可表现为水肿、乏力、神经肌肉兴奋性降低，严重者出现心律失常；血电解质紊乱：一般低钠较多（Na^+ <130mmol/L），血 K^+ 可低于 3.5mmol/L（如肾小管酸中毒）或高于 5.5mmol/L（如肾功能衰竭），血氯变化则根据疾病不同而表现降低或升高。CKD 患儿最常见的酸碱平衡紊乱为代谢性酸中毒，血气主要表现为 HCO_3^- 和 CO_2CP 下降，失代偿时血 pH 下降。

2. 贫血、出血倾向 可表现为脸色苍白、易疲乏无力，不爱活动，年长儿可诉头晕，眼前发黑；可有肝脾肿大，发病年龄越小、病程越久、贫血越重者，肝脾肿大越明显。血小板减少，血小板功能缺陷等原因，患儿可有出血倾向。

3. **肾性骨病** 由于 CKD 患儿钙、磷及维生素 D 代谢障碍，继发甲状旁腺功能亢进，酸碱平衡紊乱等因素而引起的骨病。多见于先天性肾畸形以及进展缓慢的 CKD 患儿。临床表现高血磷、低血钙持续存在，PTH 大量分泌，患儿骨质脱钙、骨质稀疏、骨密度下降、骨囊性变、骨痛、骨折、骨变形。骨痛好发于下半身持重部位（腰、背、髋、膝关节），运动或受压时加重，走路摇晃甚至不能起床。病理性骨折多发于肋骨，其他部位也能由于轻微外力而引起骨折；同时伴生长障碍。

4. **心血管疾病** 可表现为高血压，心包炎，心肌病，心脏可有扩大，可出现心律失常，重者可有心力衰竭。

5. **神经系统紊乱** 由于尿毒症、铝中毒，患儿可有乏力、注意力不集中、嗜睡、记忆力减退、肌无力、抽搐、昏迷以及周围神经病变等表现。

6. **生长障碍** 生长迟缓者，每年生长速率≤4cm，身高低于同年龄同性别儿童第 3 百分位（<P3）。

三、CKD 性身材矮小症的诊断与鉴别诊断

（一）诊断标准

CKD 性身材矮小症的诊断标准：须同时符合以下两条。

1. 有 CKD 的依据，即存在肾损害（病理、血、尿、影像学异常）≥3 个月；

2. 身高低于同年龄同性别儿童身高的第 3 百分位（< P3）。

（二）CKD 原发病鉴别诊断依据

主要是 CKD 原发病（原发、继发、遗传、先天性等）和是否伴有感染以及肾功能不全程度的鉴别诊断，主要根据：

1. **临床表现** 判断何时起病，是多尿还是少尿，有无高血压，原发病是什么，存在哪些并发症等。

2. **尿液改变** 包括程度不一的蛋白尿、血尿、管型尿，但改变程度不一定和病情成正比。

3. **肾功能的检查** 肾脏是机体内环境稳定的重要器官，肾功能检查是对肾脏的排泄、吸收和分泌功能的综合判断，包括：

（1）尿素和血肌酐：这两者被临床广泛用于评价肾小球滤过功能。血尿素测定可反映肾小球滤过率（GFR），但二者并非直线关系而呈抛物线，即只有当 GFR 下降到正常 50%～60% 时，尿素才开始升高，因此它不能用于早期肾小球功能受损的评估。而且它易受到与肾小球滤过率无关的因素影响如尿流量、蛋白质摄入量、肝功能、肠道吸收、严重感染、利尿剂应用等多种因素的影响。肌酐与尿素一样，只有当 GFR 下降到正常 70% 时肌酐才升高，也不是反映肾功能减退早期的精确指标。

（2）肾功能受损的早期指标：血和尿 β_2 微球蛋白（$\beta_2 M$）和尿 N- 乙酰 -β- 氨基葡萄糖苷酶（NAG）以及 γ- 谷氨酸转肽酶（γ-GT）等被认为在反映肾功能损害上较尿素和肌酐敏感，但各实验室之间数值差异较大，正常值因实验室不同而异（各家实验室需确定正常范围）。

（3）肾小球滤过率（GFR）：指单位时间（每分钟）内从肾脏滤过的血浆毫升数。临床常用清除率来表示 GFR，清除率即每分钟有多少血中的 X 物质被肾小球滤过清除。正常儿童 GFR 为 80～120ml/min。

（4）肾小管功能：主要包括酚红排泄试验、浓缩功能试验、尿渗透压测定、尿电解质测

定等。

4. X 线检查 包括腹部平片、静脉肾盂造影、逆行肾盂造影、排尿性膀胱肾盂造影、腹膜后肾周围充气造影等,这些检查对泌尿系先天畸形、结石、钙化、肿瘤、积水、肾血管畸形等的诊断及鉴别诊断有重要意义。

5. 肾脏 CT 扫描及磁共振成像 能更清楚地显示肾脏结构,对肾实质性病变的诊断可进一步提高影像学检查的准确性。

6. B 型超声波检查 是一种非创伤性并可多次重复的检查方法,非常适合于儿童。可用于鉴别先天性肾脏异常、肾内囊性病变、积水、无功能肾、肾肿瘤、肾结石、弥漫性肾脏病变、肾血管病变等。

7. 放射性核素检查 可用于诊断尿路有无梗阻、定量计算肾小球滤过率、肾动脉的狭窄程度等。

8. 病理检查 病程长的要尽可能争取肾活检,明确病理类型,以便更好地指导治疗,制订治疗方案和判断预后。

四、CKD 性身材矮小症的治疗

(一)积极治疗原发病

CKD 患儿原发病治疗是一个漫长的过程。对 CKD 患儿,必须百倍地呵护其肾脏,避免使用过多的药物,尤其是有毒性的药物;一定要在正规的医院肾病专科医生指导下合理地使用药物,并明确治疗方案、疗程长短、复查时间。在使用药物治疗的同时,还要调动各种积极因素,如防止劳累、避免感冒、饮食控制等,以达到尽早康复之目的。总的治疗原则是:

1. 去除病因 尽可能明确和治疗原发病,去除已知病因、保护肾脏、避免和预防诱发因素。

2. 避免感染和过劳 感染和过度劳累易导致 CKD 患儿病情加重,所以平时要非常重视预防和控制感染以及避免劳累;但不宜预防性长期使用抗生素,尤其应注意避免使用肾毒性药物。

3. 饮食和营养 合理的饮食不仅能维持患儿的生长发育,并有助于减轻氮质血症,延缓病情进展。给予足够的热卡和足量的维生素,有水肿或高血压的要适当限盐。肾功能不全时蛋白质总摄入量要有所控制,一般以 0.8~1.5/100kcal 计,尽量选择优质动物蛋白(如蛋、鱼、肉、牛奶等);由于牛奶含磷高,故有高血磷患儿可采用低磷奶粉并给予低磷饮食。

4. 药物治疗 视原发病和病理改变酌情使用糖皮质激素和免疫抑制剂。

5. 并发症的治疗 CKD 患儿视病程长短和病情轻重,会有各种程度不同的并发症,有效控制治疗并发症,能延缓肾功能不全的发生发展。主要是维持水电解质和酸碱平衡,治疗钙磷代谢紊乱和肾性骨病,纠正营养不良和贫血,控制高血压并维持正常的心血管功能以及身材矮小症的治疗等。

(1)水、电解质紊乱:CKD 患儿水钠潴留比较明显者,除了合理控制水、盐摄入外,需要使用利尿剂,一般选择氢氯噻嗪联合螺内酯。氢氯噻嗪抑制近端肾曲小管 Na^+ 回吸收,起利尿作用,兼有降血压作用,但可致低血钾。螺内酯虽利尿作用较弱,但有对抗醛固酮的作用;因增加远端肾小管 Na^+、Cl^- 及水的排泄,会引起低钠和高钾。两药联合既可增加利尿作用,又可减少电解质紊乱之副作用。此外对高血钾患者应限制含钾高的食物摄入,避免使用含钾盐或影响钾代谢的药物。当有代谢性酸中毒时可给予碳酸氢钠纠正，注意可能出现的低血钙性手足搐搦。

（2）钙磷代谢紊乱和肾性骨病：高磷食物会影响钙吸收，因此应注意限制含磷丰富的食物。口服碳酸钙、枸橼酸钙等钙剂补充。纠正低钙血症后可予口服钙剂加维生素 D 剂。用药过程中应监测血钙磷代谢等指标。

（3）贫血和出血：注意营养，补充铁剂和叶酸。可酌情使用促红细胞生成素，调节凝血功能。

（4）高血压：高血压既是某些 CKD 患儿的临床表现，又会加剧肾的损伤。对 CKD 患儿来说，不仅要治疗其全身性高血压，而且要控制肾小球局部的高血压，解决高灌注、高滤过，对延缓肾脏功能不全的发生发展有益。ACEI 和 ARB 类药物是肾素 - 血管紧张素系统（RAS 阻滞剂），可通过改善肾脏血流动力学，减少蛋白尿，延缓肾小球硬化和肾小管间质纤维化，是目前的一线药物。此外，在治疗病程中出现心功能不全、心包炎等时，在选药过程中应时刻注意肾功能情况。

（5）肾功能衰竭：对已发展至终末期肾病者则需要透析或肾移植维持生命。

6. 重组人生长激素（rhGH）治疗　生长迟缓是 CKD 的并发症之一，也是大多数患儿家属关注的问题。当 GFR 降到正常水平的 50% 时生长速率开始下降；一旦 GFR 降至25% 以下，生长速率即开始明显下降。研究显示，rhGH 治疗第 1 年身高 SDS 及生长速率明显增加。经过治疗的患儿成年终身高为 −1.6±1.2SDS，而未治疗患儿的成年终身高为 −2.1±1.2SDS。rhGH 的疗效一般不受患儿的年龄或肾衰程度的影响，除非患儿已达到CKD5 期，并且正在进行透析和（或）青春期严重延迟。

早在 1993 年美国 FDA 就批准了 rhGH 可用于儿童慢性肾功能不全肾移植前的生长不足。2006 年美国 CKD 患儿身材矮小评估和治疗共识中推荐，可以在 CKD 患儿中应用rhGH 进行治疗，前提是已经评估和纠正其他潜在的导致身材矮小的因素，CKD 儿童生长障碍治疗流程见图 5-1。多数美国儿科肾脏病专家认为，rhGH 使用可改善 CKD 性矮小儿童的生活质量，但使用时必须注意以下问题：

（1）治疗前的评估：包括以下几点，①CKD 原发病已被控制；②身高低于同年龄同性别儿童 P3 或年生长速率<−2SD；③各种并发症已被有效治疗；④评估青春发育期、骨龄、髋和膝关节片、眼底镜检查、生化检查、PTH 和甲状腺功能检查。

（2）剂量及其调整方法：rhGH 开始剂量为每晚 0.05mg/kg（0.15IU/kg）皮下注射，每 3～4个月根据体重、血清 IGF-1 水平和治疗效果调整剂量，最大量不超过 0.067mg/kg（0.2IU/kg）。

（3）安全性和有效性指标监测：

1）各项指标的监测：①至少每 3～4 个月测量身高、体重、头围（3 岁以内），评估青春发育期、营养状况，复查血生化、Ca、P、AKP、PTH、BGP、甲状腺功能、IGF-1 和 IGFBP-3，行眼底镜检查；②如有骨痛等相关症状要行髋关节和膝关节 X 线检查；③每半年测评骨龄；骨密度；④每次复诊均要追询和记录不良事件。

2）治疗效果的评价：rhGH 治疗有效的指标：生长速率较治疗前每年增加大于 2～3cm。

（4）停药指征：以下情况需要考虑停药：①达到遗传靶身高或年龄身高的第 50 百分位（P50）；②骨骺闭合；③活动性肿瘤；④股骨头骨骺滑脱；⑤颅高压；⑥缺乏依从性；⑦严重的甲状旁腺功能亢进（CKD 分期）：2～4 期：PTH>400pg/ml；5 期：PTH>900pg/ml。

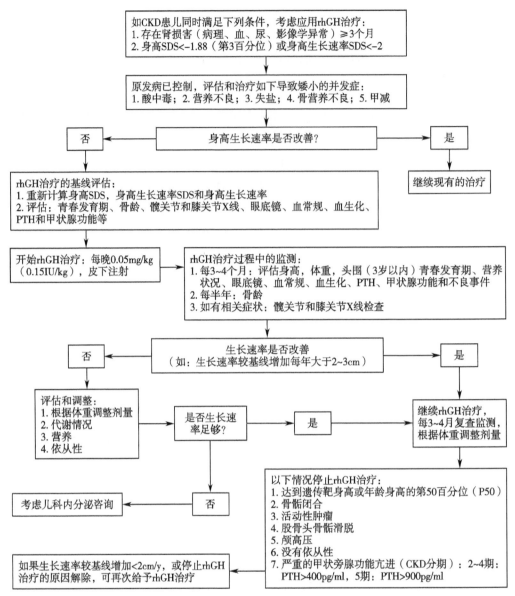

图 5-1 CKD 儿童生长障碍应用 GH 治疗流程

（梁 黎 陈 虹）

第二节 *SHOX* 基因缺陷

迄今，已发现 150 多个基因与身材矮小有关，如矮小同源盒基因（short stature homeobox-containing gene，*SHOX* 基因）（MIM：312865），其遗传异常主要表现为染色体重排、大规模缺失或整个染色体的丧失，以及基因点突变或小缺失等。研究发现，*SHOX* 基因突变与 Léri-Weill 软骨骨生成障碍综合征（Léri-Weill dyschondrosteosis，LWD）（MIM：127300），Langer 肢中部骨发育不良（Langer mesomelic dysplasia，LMD）（MIM：249700）、特纳综合征（Turner syndrome，TS）（MIM：313000）以及特发性矮小（idiopathic short stature，ISS）（OMIM：

300582）等疾病相关。

一、流行病学和病因学分析

（一）流行病学

SHOX 基因缺陷占总人群的 0.02%～0.05%，占矮小人群中的 0.7%～2.5%。几乎所有的 TS 患儿均存在因 X 染色体的数目或结构变化导致 *SHOX* 基因缺陷。LWD 患者的 *SHOX* 基因缺陷在 50%～90%。而 ISS 中 *SHOX* 基因缺陷频率约为 10%。

（二）*SHOX* 基因缺陷致矮小的原因

SHOX 基因位于 X、Y 染色体的末端拟常染色体区域 1（pseudoautosomal region 1，PAR1），定位于 Xp22.3 和 Yp11.3，具有跨越约 40kb 基因组 DNA 的 7 个外显子（第 1～5 外显子、6a 和 6b 外显子及第 7 外显子）。外显子 6a 和 6b 的选择性剪接，分别编码 292 个或 225 个氨基酸组成的蛋白质 SHOXa 和 SHOXb。其大小，表达模式，组织分布和磷酸化位点不同。

1. ***SHOX* 基因功能研究**　自人胚胎 12 周直至青春期，*SHOX* 基因随着个体的生长持续表达。*SHOX* 基因表达存在明显的组织特异性，*SHOXa* 主要在四肢长骨表达，尤其是尺骨、桡骨、腕骨、胫、腓骨远端骨骺，促进四肢骨远端软骨细胞分化，调节软骨细胞增殖与凋亡间平衡。同时双拷贝 *SHOX* 基因在雌激素对长骨骨骺的成熟方面有明显的抑制作用，从而有利于骨发育和身高增长。而 *SHOXb* 主要在骨髓成纤维细胞中表达。目前研究 *SHOX* 基因在骨发育中的确切作用尚不十分明确，但已知 *SHOX* 基因作为一种转录因子可以参与到调节软骨发育信号传导途径相关分子信号的表达中去，诱导软骨细胞和骨肉瘤细胞中的细胞周期阻滞和凋亡，在调节软骨细胞分化的过程中起重要作用，从而调控长骨远端软骨细胞的增生分化、成熟。

2. ***SHOX* 基因缺陷类型**　截止到 2017 年 9 月人类基因突变数据库（Human Gene Mutation Database）资料，已发现 417 种 *SHOX* 基因突变。*SHOX* 基因缺陷一般分为 3 种，以 *SHOX* 基因缺失（或称单倍体剂量不足）最为常见，约占全部病例的 80% 以上，另两种分别是 *SHOX* 基因重复及碱基突变。

（1）单倍体剂量不足：*SHOX* 基因功能是依赖剂量的，一个 *SHOX* 等位基因的损失突变可导致生长落后。正常女性的 *SHOX* 基因在失活和未失活的 X 染色体上均存在的等位基因，因此可以逃避 X 染色体失活。但在对一些染色体缺陷的个体（如 TS）的研究中发现，*SHOX* 基因缺失可以导致 *SHOX* 蛋白存在单倍功能不全或完全缺失。此外，*SHOX* 基因下游 PAR1 区域的 250kb 范围内存在 *SHOX* 基因的增强调控序列（CNE2-9），是调控 *SHOX* 基因单倍性剂量表达的一段最重要的序列。约 70% 的 LWD 患者中检测到 *SHOX* 基因突变，其中约 80% 是完全或部分基因或增强子缺失。

（2）*SHOX* 基因重复：研究表明 *SHOX* 基因的重复与身材矮小症亦相关。这些重复可影响启动子和增强子区域之间的距离，抑制 *SHOX* 基因的表达。

（3）*SHOX* 基因突变：突变可以发生在 *SHOX* 基因整个编码区域。其中错义突变大多位于发育同源结构区域，会导致调控蛋白质的失活，从而导致 *SHOX* 蛋白表达调控受限。*SHOX* 基因突变导致身材矮小的表型有高度异质性。在 *SHOX* 基因突变致 LDW 的患者中，20% 是错义突变导致。表型的严重性和 *SHOX* 基因突变之间没有相关性。相同的突变可以产生 LWD 或 ISS，可能与个体的遗传背景有关。在同一家庭中，携带相同突变的个体甚至可以是正常身高。*SHOX* 基因缺失的大小与临床表型的严重程度无关。如果大的缺失延伸超出拟染色体区域，可导致男性发生一系列临床表现如身材矮小、软骨发育不全、智力障碍、鱼鳞病、卡尔曼综合征和眼白化病等。

（4）*SHOX* 基因修饰：研究发现即使在携带相同的 *SHOX* 基因突变的家族成员中，临床表型也不尽相同。少数情况下具有相同突变的某些家族成员身高在正常范围内。新近研究发现，*CYP26C1* 基因有害突变会抑制视黄酸（RA）的分解代谢，增加 RA 水平。在骨骼发育过程中，RA 协调中心体轴，肢体轴和颅骨的发育。此外，RA 在控制软骨细胞分化、协调软骨内骨化过程、中骨组织的成熟等过程发挥重要作用。RA 的过量或缺乏使得各个靶基因的表达失调。RA 水平增加会加重 *SHOX* 基因剂量不足的表型。

3. *SHOX* 与雌激素　*SHOX* 有抑止骨骺端闭合的功能，阻抑远端肢体骨骼成熟，抵抗雌激素对骨骼发育的效应。因此，*SHOX* 基因缺陷导致女性青春期在雌激素作用下骨骺过早成熟。

二、临床表现

SHOX 基因缺陷所致的临床表现具有明显的异质性，但身材矮小是其基本的表型特征。基因单倍剂量不足可导致 Léri-Weill 综合征和 Turner 综合征一样的骨骼畸形。而由 *SHOX* 基因纯合或复合杂合突变导致的表达产物的完全缺陷，引起严重的身材矮小和 Langer 肢中骨发育不良等临床表现。

（一）特发性矮小（ISS）

由 *SHOX* 基因缺陷所致的 ISS 发生率约为 0.05%，而 ISS 中 *SHOX* 基因缺陷频率约为 10%，突变类型可包括基因缺失及点突变。有 *SHOX* 基因缺失的较没有缺失的 ISS，临床表现更加显著。有学者指出，若 ISS 患者的指距与下部量之和除以坐高的值小于（1.95±0.5），几乎均呈 *SHOX* 基因单倍功能不全，这为临床筛查 *SHOX* 基因突变检测提供了一定的帮助。

（二）Léri-Weill 软骨骨生成障碍综合征（LWD）

LWD 主要表现为肢体中部骨骼发育不良，其特征是不成比例的身材矮小、四肢短、曲腕畸形（也称为马德隆畸形）：桡骨变短弯曲，下尺桡关节脱位和继发性腕骨排列异常。临床表现与年龄与性别有关，男女比例为 1:4，并且女性往往拥有比相同情况下男性患儿更严重的骨骼畸形或身材矮小，可能是与体内雌激素水平有关。LWD 患者的身高不一，患者的成年终身高从 135cm 至正常身高，其具体原因尚不明确。

（三）Langer 肢中部骨发育不良（LMD）

此病罕见，由于 *SHOX* 基因纯合缺陷引起。其特征是极度的身材矮小和骨骼发育不良，身高在 -5.5~-8.9SDS 之间。骨骼发育异常：臂、小腿及掌跖骨短小，肘外翻，桡骨/胫骨弓形突出，马德隆畸形，高腭弓以及近端肌肥大等。

（四）Turner 综合征（TS）

TS 患儿生长落后和特殊体征目前认为与 *SHOX* 基因缺陷相关，身材矮小同时合并骨骼畸形的 TS 患儿中 *SHOX* 基因纯合子、杂合子突变频率较高。研究发现，TS 患儿的 *SHOX* 基因突变类型主要是由其特异的核型 45,XO，及不同程度的 Xp 缺失引起的 *SHOX* 基因单倍功能不全，而且嵌合体患儿中 *SHOX* 基因的表达效果受到嵌合比例的影响，从而导致患儿的表型差异性的产生。*SHOX* 基因缺陷可以解释一些 TS 患者呈现出与 LWD 患者类似的短掌骨、曲腕畸形、肘外翻、高腭弓及短颈等表现。由于 TS 患者常有缺乏雌激素，因此 TS 患者严重的骨骼畸形发病率低（仅 7.5%）。此外，*SHOX* 基因缺陷会干扰皮质骨形成，因此 TS 患者出现皮质骨的骨密度降低。

尽管 *SHOX* 缺乏患者的基因型和表型之间几乎无相关性，但很大一部分患者表现为不成比例的身材矮小（前臂和小腿缩短）。一般学龄儿童开始出现中部骨发育不良，且随着年龄增加日益严重。因此，详细测量并分析身体，可以为是否进行基因检测提供依据。测量指标包括身高、指距、坐高和坐下腿的长度之间计算，可计算站立位和坐位之间的高度差。

影像学检查有特异性的骨骼改变，可以作为诊断和鉴别诊断的依据。通过基因检测可明确诊断。

三、诊断与鉴别诊断

（一）诊断

本病根据临床表现、病史、家族史、影像学检查及基因检测可诊断。一般认为，当发生难以解释的生长落后，尤其是伴有一定程度的不成比例身材矮小，如坐高 / 身高的标准差（SH/TH SDS）> 2 或发育异常时，经过详细的临床表现和实验室检测指标，排除身材矮小的其他原因（包括女性患者所有的经典细胞遗传学分析），进行骨骼调查并寻找骨骼发育异常的证据后，应进行 *SHOX* 基因的遗传学分析以早期诊断（相关诊断思路见图 5-2）。*SHOX* 基因突变的早期发现对于矮小症的诊断和治疗有重要的指导意义。

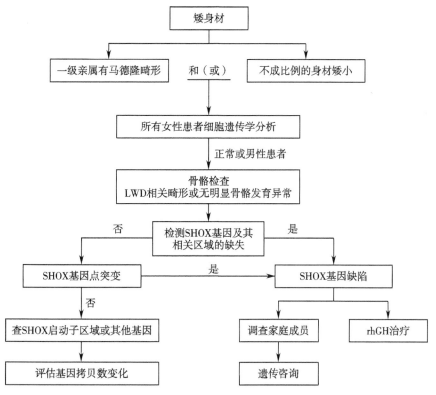

图 5-2　*SHOX* 基因缺陷相关矮小诊断思路

（二）鉴别诊断

不典型患者需与其他原因导致的身材矮小相鉴别：

1. 佝偻病通过佝偻病典型临床表现、X线检查、病史，以及生化检查可予以鉴别。

2. 脊柱-骨骺发育不全亦表现为短肢型矮小，常有近端大关节破坏，脊椎椎体变扁，椎体骨化中心互相吻合。胸廓发育不良等表现可鉴别。

3. 软骨-外胚层发育不全又称 Ellis-van Creveld 先天畸形综合征，先天性软骨钙化障碍心脏病综合征，软骨外胚层发育异常综合征等，为常染色体隐性遗传性疾病，表现为短肢型侏儒，常有先天性心脏病和智力障碍等。

4. 软骨发育不全患儿出生时即出现躯干与四肢不成比例，头颅大而四肢短小，躯干长度正常。主要为肢体近端受累。面部特征为鼻梁塌陷、下颌突出及前额宽大。中指与环指不能并拢，称三叉戟手。

四、治疗

（一）重组人生长激素（rhGH）

2006 年底开始美国药品食品管理局（FDA）批准使用 rhGH 用于 SHOX 基因缺乏且骨骺未闭合的身材矮小症或生长不足的儿童的治疗，且临床应用取得了较好的效果。一项多中心、随机对照研究表明，用 rhGH 治疗 2 年的 SHOX 基因缺陷的青春期前儿童与 TS 患者具有相似的生长反应。与未治疗的患者相比，用 rhGH[50μg/（kg·d）或 0.15U/（kg·d）]治疗的 SHOX 单倍体不足的青春期前患者的生长速率明显增加。rhGH 治疗对这种疾病的骨骼系统异常没有影响。rhGH 治疗持续到近成年身高，平均高度增加超过 1.3SDS，相当于增加 8～9cm。在幼儿早期开始 rhGH 治疗对身高增长速率和终身高特别有效。此外，与 SHOX 编码缺失相比，SHOX 增强子缺失的患者对 rhGH 治疗效果更好。

rhGH 治疗的时机、疗程、疗效评估、剂量调整方法以及停药时机及指征尚未取得共识，高剂量（每周 0.28～0.35mg/kg）或低剂量（每周 0.175mg/kg）均有取得良好疗效的报道。研究认为，SHOX 基因缺乏的患儿对 rhGH 治疗的反应不一，一般认为可以与 TS 患儿 rhGH 治疗方案相仿（详见第四章第四节"Turner 综合征"），但更多地以临床医生的经验及患儿对药物的反应为主来调节药物。

（二）促性腺激素释放激素类似物（GnRHa）

一些对 SHOX 基因缺陷儿童的纵向跟踪研究表明，早期青春期前生长保持相对保持良好，而由于过早生长板融合引起的青春期发育受损，从而引起过早生长停滞。因此，提出了联合 GnRHa 治疗推迟正常青春期，促进身高增长，并预防或减弱马德隆畸形。但也有研究认为，青春期后加用 GnRHa 不足以防止马德隆畸形进一步加重。最近的一些研究结果支持 rhGH 和 GnRHa 联合治疗对青春期早期的 SHOX 缺陷儿童终身高改善的有效性。

（三）外科手术

对于已经产生严重马德隆畸形的患儿来说，通过手术可以改善严重畸形患者的运动范围、握力、手腕外观并缓解疼痛。

（梁　黎　袁　珂　陈　虹）

第三节　中枢性性早熟

中枢性性早熟（central precocious puberty，CPP）在我国被定义为女孩 8 岁前、男孩 9 岁前出现第二性征，并具有与正常青春发育类同的下丘脑 - 垂体 - 性腺轴（HPGA）发动和性成熟的程序性过程的一种常见的儿科内分泌疾病。CPP 患者由于性发育过早，骨骼成熟较快，骨骺提早闭合，青春期持续时间缩短，多导致成年终身高低于普通人群。

一、流行病学和病因学分析

（一）流行病学

CPP 发病率约为 1/10 000～1/5 000，女孩约为男孩的 5～10 倍。来自四个欧洲国家和美国的数据显示，女性患儿和特发性病变的比例明显增加；男孩 60%～80% 是器质性病变引起。

（二）病因学分析

由于各种原因导致下丘脑提前分泌和释放促性腺激素释放激素（GnRH），激活垂体分泌黄体生成素（LH）和卵泡刺激素（FSH），使性腺发育并分泌性激素，从而使内、外生殖器发育和第二性征呈现。CPP 可由中枢神经系统器质性病变引起或外周性性早熟（peripheral precocious puberty，PPP）转化而来。未能发现中枢器质性病变或无外周性性早熟前驱的，称为特发性中枢性性早熟（idiopathic CPP，ICPP）。90% 以上的女孩以及 25% 的男孩为 ICPP。

1. 中枢神经系统异常

（1）先天性：蛛网膜囊肿、脑积水、下丘脑错构瘤、鞍上囊肿等。

（2）后天性获得性病变：①中枢感染性病变后：脑或脑膜脑炎、脑脓肿等。源于炎症本身影响或继发病变所致，如脑积水等。②下丘脑、垂体肿瘤：分泌 LH 的腺瘤、星形细胞瘤、胶质瘤等。③颅脑外伤、手术、化疗或放疗后。④暂时可逆性病变：占位性或其他原因引起颅压升高性病损，如酮症酸中毒或其他病因所致脑水肿，脑水肿缓解后发生性早熟。

2. 继发性 CPP　主要由 PPP 转变为 CPP，如先天性肾上腺皮质增生症、McCune-Albright 综合征、家族性男性非促性腺激素依赖性性早熟、先天性甲状腺功能减退等。起初表现为外周性性早熟，以后下丘脑 - 垂体 - 性腺轴激活而演变为中枢性性早熟。这类继发性的 CPP 也可以发生在各种儿童早期曾长期接受或接触过雄激素或雌激素的儿童。

3. ICPP　ICPP 的病因尚未明确，一般认为是遗传与环境因素共同作用的结果。青春期启动时间在不同人群中有差异。同卵双胞胎的相关性研究表明，50%～80% 的青春期启动时间的变异由遗传因素决定。已证实 *GABRA1*、*NPYR1*、*KISS-1*、*KISS1R*、*LIN28B*、*TAC3/TACR3*、*LEPR*、*ERα*、*TTF1*、*EAP1*、*MKRN3* 等基因与 ICPP 有关。其中大多在 HPG 轴的发育、调节，胚胎期 GnRH 神经元迁移和分泌以及下丘脑 GnRH 的调节中发挥关键作用。然而，触发 GnRH 分泌的具体分子机制仍然不明确。目前已证明，GnRH 的分泌受到 Kisspeptin 和强啡肽调节，共同组成了亲和肽 - 神经激肽 B- 强啡肽神经元（KNDy）系统，是 ICPP 发生发展的关键。

20% 的 ICPP 与环境因素（宫内条件，营养，压力和暴露于环境内分泌干扰物质）有关。目前认为这些环境因素与外周和下丘脑信号的相互作用可能参与整个人群的青春期启动时间提前。此外，在生活水平相关的因素中，营养可能在青春期提前启动的长期趋势中发挥关键作用。多项研究表明初潮年龄和体质量之间有显著关系。

二、临床表现

CPP 表现为青春期提前启动，但与正常的青春期发育过程相似。女孩发育顺序为：乳房发育，阴毛生长、外生殖器的改变，腋毛生长，月经来潮。乳房发育是 CPP 女孩的首个体征。可以先一侧乳房增大，可有硬结和轻触痛，数月后另一侧才开始发育。乳房发育约半年后身高增长加速，其后才有阴毛发育（约在 TannerⅢ期）。一般在乳房开始发育至少2年后初潮呈现，如在2年内呈现初潮应视为快速进展型。CPP 男孩首先表现为睾丸增大（≥4ml），继而阴茎增大，阴毛、腋毛生长及声音低沉、胡须，出现遗精。约在睾丸达8～10ml时，CPP 男孩身高增长速度加快（TannerⅢ～Ⅳ期）；接着阴毛发育，一般在睾丸开始增大后至少2年才变声和遗精；如在2年内发生应视为快速进展型。大部分 CPP 患儿，因性发育过早，骨骼成熟较快，骨龄明显提前，骨骺提早闭合，缩短了青春期持续时间，导致成年终身高低于普通人群。垂体性腺轴激素升高至青春期水平，与性成熟度相符。青春期进展是持续性、进行性，直至达到性成熟。若性发育顺序异常，需排除外周性性早熟、部分性性早熟等。

三、CPP 的诊断与鉴别诊断

具备生育能力是 CPP 的重要特征。PPP 亦表现为第二性征提前出现，但不受 HPG 轴调控，与内源性或外源性性激素水平升高有关，男孩可表现为阴茎增大而睾丸不增大。临床诊断明确后应进行病因诊断。6岁前出现性发育的 CPP 女孩中，中枢神经系统异常比例约为20%，且年龄越小，可能性越大；而80%以上的男性 CPP 患儿有中枢神经系统器质性病变。因此，应根据病情进行头颅 MRI 检查（<6岁的 CPP 女孩以及所有男孩）、肾上腺功能、甲状腺功能等检测，以了解是否中枢神经系统病变或其他疾病所致。

（一）CPP 诊断标准

CPP 诊断依据包括以下6条，其中前3条最为重要：

1. 女孩8岁前、男孩9岁前出现第二性征；

2. 有性腺发育依据，即女孩按盆腔 B 超影像判断（单侧卵巢容积≥1～3ml，并可见多个直径>4 mm 的卵泡，可认为卵巢已进入青春发育状态；子宫长度>3.4～4cm 可认为已进入青春发育状态，可见子宫内膜影提示雌激素呈有意义的升高）；男孩睾丸容积≥4 ml 或 B 超显示睾丸直径>2.5cm。

3. 促性腺激素升高至青春期水平（LH 基础水平>3U/L，排除 Tuner 综合征等后考虑HPGA 已启动）；GnRH 激发试验（免疫化学发光法）：LH 峰值≥5.0U/L，且 LH 峰值/FSH 峰值≥0.6，提示性腺轴启动。对于部分病程较短的患儿，在乳房开始发育的早期 GnRH 激发试验可为假阴性。对此类患儿应密切随访，必要时应重复激发试验。

4. 骨龄比实际年龄提前1年以上（非特异性，病程短者可无明显提前）。

5. 性激素（雌二醇或睾酮）升高至青春期水平，其为非特异性指标，不能鉴别 PPP。

6. 身高增长加速（病程短者可尚未呈现）。

（二）鉴别诊断

CPP 主要与部分性性早熟（不完全性性早熟）和外周性性早熟鉴别。

1. 部分性性早熟 部分性性早熟又称变异型青春期，表现为单纯性乳房早发育、肾上腺皮质功能早现、单纯性阴毛早现或单纯性早初潮。其中以单纯乳房早发育最多见。单纯乳房早发育好发于 2 岁前，不伴有子宫和卵巢的变化，没有其他性征（如阴毛、腋毛）的出现，乳晕不着色，也没有骨龄的提前和身高的加速增长；无排卵、生精功能。血清 E_2 和 FSH 基础值轻度升高，GnRH 激发后以 FSH 增高为主。需定期随访，防止向 CPP 转变。

2. 外周性性早熟 外周性性早熟患儿第二性征发育与性腺发育步调不一致，多数病例表现为睾丸或卵巢未发育，但部分第二性征却提前出现；GnRH 激发后促性腺激素呈抑制状态。主要见于以下情况：

（1）McCune-Albright 综合征：又称多发性骨纤维发育不良，典型患儿可同时或逐个呈现经典的三联症，即皮肤色素沉着（咖啡色斑）、多发性骨纤维性发育不良和性早熟；很多患儿表现一种或两种体征。女孩盆腔 B 超可发现卵巢囊肿或大滤泡，随囊肿或卵泡自发消退可出现阴道出血。男孩可表现为睾丸增大和（或）有睾丸内的多发性微结石。有些患儿还可伴有：皮质醇增多症、分泌生长激素和催乳素性垂体腺瘤、甲状腺功能亢进症和甲状旁腺功能亢进症等。

（2）卵巢囊肿：表现单侧卵巢增大并含有实质的囊肿；乳房发育、乳晕及外生殖器色素沉着；血中雌二醇水平较高，GnRH 激发后促性腺激素呈抑制状态。当囊肿破裂时，血雌二醇浓度会迅速下降，继之发生激素撤退性出血。

（3）卵巢肿瘤：儿童卵巢肿瘤以生殖细胞瘤为主，恶性生殖细胞肿瘤占所有青少年卵巢肿瘤的 75%～80%，包括未成熟畸胎瘤、无性细胞瘤内胚窦瘤等；另外还有混合性生殖细胞瘤和非生殖细胞瘤包括性索 - 间质肿瘤（Sertoli-Leydig 细胞肿瘤）及上皮性肿瘤。临床表现以腹痛最常见，还有腹部包块、腹围增大、性早熟等，Sertoli-Leydig 肿瘤则表现为雄激素过多及男性化体征。

（4）先天性肾上腺皮质增生症：是男性患儿外周性性早熟最常见的原因，大多为 21 羟化酶缺乏症（11- 羟化酶缺乏症次之，但有高血压）。非失盐型可仅表现为阴茎增大和阴囊色素沉着、身高增长加速和骨龄提前；血 17 羟孕酮和睾酮升高。随着年龄增大和雄激素的增多，患儿阴茎粗大，阴毛出现，可出现变声、胡须和痤疮；未转变为中枢性性早熟时睾丸不大，促性腺激素对 GnRH 刺激呈抑制状态。

（5）肾上腺皮质肿瘤：儿童肾上腺肿瘤常以性激素分泌增多为主（尤其是肾上腺癌）。分泌雄激素为主时，男性化症状明显；分泌雌激素为主的患儿两性都可有乳房发育。库欣综合征和盐皮质激素增多不是必须具备的表现。

（6）分泌绒毛膜促性腺激素（hCG）肿瘤：男性患儿表现为同性性早熟，阴茎增大、可伴睾丸轻度增大，与阴茎大小不相称。血睾酮水平达到青春期水平，但促性腺激素在 GnRH 刺激后仍处于被抑制状态；血甲胎蛋白（AFP）和 HCG 水平增高。脑脊液 HCG 水平测定有助于鉴别肿瘤位于颅内还是外周。

（7）睾丸肿瘤：男性患儿表现为单侧睾丸不同程度增大，睾丸 B 超可探及低或高回声瘤块，边界清晰或不清。绝大多数睾丸肿瘤为生殖细胞肿瘤。

（8）外源性激素摄入：摄入外源性雌激素的男、女孩，均可有乳房发育、乳晕和外生殖器色素沉着，体毛增多或其他男性化症状。女孩可有外阴水肿和阴道分泌物增多，撤退性阴道出血。

四、CPP 的治疗

并非所有的 CPP 患儿终身高均受损。决定其终身高有以下几个因素：①青春期启动时基础身高；②骨龄进展速度；③身高增长速度。

（一）病因治疗

对于继发性 CPP 应对其原发病进行治疗。如合并中枢神经系统病变，尤其出现神经系统症状的患儿，请神经外科会诊，确定是否需要手术或化疗；错构瘤和蛛网膜下腔囊肿均为发育异常，如无颅压增高或其他中枢神经系统异常表现者，不需手术，仍按 ICPP 药物治疗方案治疗；甲状腺功能减退所致的 CPP 则应用甲状腺素替代治疗；肥胖的 ICPP 女孩治疗前需检查排除多囊卵巢综合征。对于原发病已被控制或暂时不需要手术治疗的 ICPP 的治疗目标为：①抑制过早或过快的性发育；②改善成年终身高；③避免患儿或家长因性早熟所致的相关的社会或心理问题（如早初潮）。

（二）促性腺激素释放激素类似物（GnRHa）治疗

GnRHa 已成为 CPP 的一线治疗药物。研究表明，GnRHa 可以延缓青春期进展和骨骼成熟，并改善成年终身高。常用制剂有曲普瑞林和亮丙瑞林的缓释剂。

1. 以改善成年身高为目的的应用指征 ①骨龄大于年龄 2 岁或以上，女孩骨龄≤11.0岁，男孩骨龄≤12.5 岁者；②预测成年身高：女孩<150cm，男孩<160cm；③或以骨龄判断的身高 SDS<-2SD（按正常人群参照值或遗传靶身高判断）；④发育进程迅速，骨龄增长 / 年龄增长>1。

2. 不需治疗的指征 ①性成熟进程缓慢（骨龄进展不超越年龄进展）而对成年身高影响不显著。②骨龄虽提前，但身高生长速度亦快，预测成年身高不受损者。

3. GnRHa 剂量 我国 2015 年指南推荐 GnRHa 缓释剂首剂 3.75mg，此后剂量每 4 周为 80～100µg/kg，或 3.75mg，每 4 周注射 1 次。性发育进程快和成熟度高者，首剂后 2 周宜强化 1 次（发育成熟度低或骨龄超前不严重者可以不加强）。但需强调的是，维持剂量应当个体化，根据性腺轴功能抑制情况而定（包括性征、性激素水平和骨龄进展），男孩剂量可偏大。对按照以上处理性腺轴功能抑制仍差者，再次核对诊断无误后，可酌情缩短注射间歇时间或增量。不同的 GnRHa 缓释剂产品选择决定于医生用药习惯和患者接受程度（如更接受肌肉或皮下注射）或当地产品供应情况。

4. 治疗监测 治疗过程中每 3 个月测量身高标准差积分（HtSDS）、生长速率、激素水平以及性征发育状况（阴毛进展不代表性腺受抑状况），每 6 个月检测 1 次骨龄。具体内容包括如下：

（1）判断性腺轴功能是否抑制：①简易判断：第 3 次注射 GnRHa 后 1 小时抽血检测 LH，LH<1.7IU/L 提示抑制良好，LH 1.7～2.0IU/L 需要复查，LH>2.0IU/L 需要进行正规 GnRH 激发试验。②GnRH 激发试验：第 3 次注射 GnRHa 后 3 周进行 GnRH 激发试验，LH 峰值在青春前期水平（LH<3.3IU/L）提示剂量合适。③女孩需定期复查基础血清雌二醇（E_2）和子宫、卵巢 B 超；男孩需复查基础血清睾酮浓度以判断性腺轴功能抑制状况。④第二性征受抑制。⑤与治疗开始时预测相比，骨成熟度（BMR）下降（BMR =ΔBA/ΔCA）。对于治疗中生长速度显著减少的患儿，在雌激素不升高的前提下，可适当减少 GnRHa 剂量。

（2）每半年复查骨龄 1 次，结合身高增长，预测成年身高改善情况。

（3）对疗效不佳者需仔细评估原因，调整治疗方案。

（4）子宫发育较大，尤其已有内膜增厚者首次注射后可能发生阴道出血，或已有初潮者又见出血。少量出血不必特殊处理，但后续注射后仍有出血或出血量较大时需作相应止血处理，还应再次评估是否诊断正确并排除肿瘤可能。

5. **停药时机**　为改善成年终身高者，GnRHa 疗程至少 2 年。小年龄发病者需用至可接受开始发育的年龄，过早停药者，仍会早初潮，具体疗程需个体化。一般建议女孩骨龄 12 岁，男孩骨龄 13 岁时停药。开始治疗较早者（<6 岁）成年身高改善较迟开始治疗者显著。但骨龄并非绝对的单个最佳依据参数，仍有个体差异。

（三）重组人生长激素（rhGH）治疗

若 GnRHa 治疗中患者生长减速明显（每年<4cm），或未治疗前已是身材矮小可以考虑 GnRHa 联合 rhGH 用药。多项文献报告联合 rhGH 治疗对改善这些患儿的终身高有一定疗效。推荐 rhGH 0.15～0.2IU/（kg•d）。骨龄、疗程剂量和靶身高等因素影响疗效，骨龄较大者和遗传身高低下者疗效较差。

注意事项：①风险告知对有乙肝"大三阳"、肿瘤家族史、有烷化剂应用史是 GH 应用的肿瘤风险，糖尿病家族史也需谨慎；②疗效存在个体差异先行疗效和期望值间的差距评估，告知有治疗无效的可能；③治疗前做好相应检查，如乙肝五项、空腹血糖、垂体 MRI 等；④每 3 个月复查空腹血糖、甲状腺功能、胰岛素样生长因子 1［高于发育期相应值（高于同年龄、同性别）2SD 时暂时停用］；⑤注意 rhGH 改善生长速度规律：开始 6 个月生长速度可有增加，但 6 个月后较前都会有减速（类似 ISS 应用 rhGH）；IGF-1 与生长速度相关性不大；⑥疗效判断：每 6 个月复查左手骨片，评价身高 / 骨龄增长比值、骨龄的身高标准差和预测成年身高的变化；决定继续、调整方案或中止治疗。

（四）其他药物治疗

除了 GnRHa 和 rhGH 外，亦有应用甲孕酮、环丙孕酮、达那唑、酮康唑及来曲唑等药物联合 GnRHa 治疗。其目的是抑制垂体分泌促性腺激素或性激素分泌或抑制雄激素转化为雌激素。甲孕酮和环丙氯地孕酮虽能抑制性腺发育却不能有效抑制骨成熟加速，故不能改善终身高，同时会产生抑制肾上腺皮质功能的副作用。临床研究证实达那唑治疗性早熟可改善成年终身高，但其有弱雄激素作用，长期应用可产生男性化特征；酮康唑可以抑制性激素合成，但可能发生肾上腺皮质减退暂时性肝功能损害，不宜长期使用。来曲唑是第三代芳香化酶抑制剂，具有高效、可逆、安全的特点。可阻断雄激素向雌激素转化，抑制骨龄进展，对男孩性早熟可明显延迟骨龄。治疗期间需密切监测血象、肝肾功能、骨代谢指标等，观察药物不良反应。目前这些药物并无明确治疗指南及共识。

（梁　黎　陈　娇　陈　虹）

第四节　先天性肾上腺皮质增生症

先天性肾上腺皮质增生症（congenital adrenal hyperplasia，CAH）是一组常染色体隐性遗传性综合征，因肾上腺皮质激素合成途径中酶缺陷引起的疾病。最常见的缺陷酶是 21- 羟化酶（P450c21），占 90%～95%；其次为 11β- 羟化酶（P450c11）占 3%～5%；3β 类固醇脱氢酶（3β-HSB）和 17α 羟化酶（P450c17）分别占 1% 左右；类固醇生成急性调节蛋白（StAR）及

20，22 碳链裂解酶（P450scc）更加少见。不同酶缺陷导致激素合成终产物不足或缺乏，底物和中间代谢产物堆积而引起相应的临床表现。

一、流行病学和病因学分析

（一）流行病学

CAH 在新生儿中的发病率为 1/20 000～1/16 000，因地区、人种和性别而异：黄种人和白人的发病率约为 1/15 500，黑人的发病率约为 1/24 840。国内新生儿疾病筛查报告，21- 羟化酶缺乏患病率为 1/16 466～1/12 200。11β- 羟化酶缺乏症发病率约 1/100 000。其他类型更加少见。

（二）病因学分析

1. CAH 病因

（1）21- 羟化酶缺乏症（21-OHD）：人类 21- 羟化酶位于 6p21.3。CYP21 可能发生各种类型的突变，包括点突变、基因缺失和基因重组（CYP21A2 → CYP21A1P，后者是无功能的假基因）等，截至 2017 年 9 月人类基因突变数据库（human gene mutation database，HGMD）资料，已发现 298 种 CYP21A2 基因突变。21- 羟化酶催化 17- 羟孕酮（17-OHP）转化为 11-去氧皮质醇，催化孕酮转化为去氧皮质酮，二者分别为糖皮质激素（glucocorticoids，GCs）和盐皮质激素（醛固酮）的前体。GCs 合成不足，导致 ACTH 反馈增加，刺激肾上腺皮质增生，同时 21- 羟化酶上游底物 17-OHP 和孕酮堆积。过量的 ACTH 刺激代谢旁路，促进 17-OHP 向雄激素转化，引起高雄激素血症。醛固酮合成不足引起低血钠，高血钾等失盐表现，严重者可危及生命，低血钠和低血容量可刺激肾素 - 血管紧张素活性增高。不同类型 21-OHD 的 GCs 和盐皮质激素合成受到不同程度的影响，致临床出现轻重不等的症状。临床上将 21-OHD 分为失盐型、单纯男性化型和非经典型。

（2）11β- 羟化酶缺乏症（11β-OHD）：11β- 羟化酶由 CYP11B1 基因编码，位于 8q24.3。目前已发现 143 种 CYP11B1 基因突变，包括错义突变、无义突变、剪接位点突变、缺失和插入等。11β- 羟化酶缺乏导致底物 17-OHP、孕酮、去氧皮质醇以及去氧皮质酮堆积，而其下游产物皮质醇及醛固酮生成不足。增高的 ACTH 刺激肾上腺皮质增生并促进雄激素合成途径，引起高雄激素血症。过量堆积的去氧皮质酮有醛固酮类似作用，导致水钠潴留、血容量增加，并促进钾排出，患者出现高血压，低血钾表现。

（3）3β- 羟类固醇脱氢酶缺乏症（3β-HSD）：3β-HSB 由 HSD3B2 基因编码，位于 1p13.1，目前已发现 63 种 CYP11B1 基因突变，绝大多数与 CAH 有关。此外，该基因突变还可导致单纯性外生殖器异常。3β-HSB 缺陷是肾上腺、性腺△⁵- 类固醇向△⁴- 类固醇转化过程受阻，出现△⁵/△⁴ 类固醇比例升高、皮质醇、醛固酮和性激素水平均降低等，引起失盐和肾上腺功能不全表现。

（4）17α 羟化酶缺乏症（17α-OHD）：P450c17 由 CYP12A1 基因编码，位于 10q24.3，目前已发现 123 种 CYP17A1 基因突变，多数为错义突变、无义突变以及缺失突变。P450c17 缺乏时可出现皮质醇和性激素合成障碍。而中间代谢产物如孕烯醇酮、孕酮、脱氧皮质酮、皮质酮等增多。

（5）先天性类脂质性肾上腺皮质增生症（CLAH）：StAR 基因及 CYP11A1 基因突变均可引起 CLAH。StAR 基因定位于 8p11.2。目前为止，已发现 79 种 StAR 基因突变。胆固醇转化为孕烯醇酮是所有类固醇生成的初始限速步骤。StAR 可将细胞内胆固醇递送到线粒体内膜，P450scc 将胆固醇转化为孕烯醇酮。StAR 将胆固醇转运到线粒体内膜是类固醇激素合成的关键步骤。P450scc 进行三次胆固醇氧化还原反应，产生孕烯醇酮。因此，StAR 及 P450scc 缺陷均可引起类固醇激素合成严重受阻。

2. 致身材矮小的原因　CAH 患儿的最终身高对比正常人群参考值及自身的目标身高（遗传靶身高）都是降低的；Eugster 等关于 561 例 CAH 患儿成年身高的 Meta 分析也显示，CAH 患儿的成年身高在正常的较低范围（男女总的成年身高为 −1.37SD，男性 −1.57SD，女性 −1.24SD）。

雄激素增高：CAH 患儿雄激素异常增高，早期身高增长加速，但雄激素过多可刺激下丘脑 - 垂体 - 性腺轴提早启动，骨成熟加快提前进入青春发动，患者青春发动的年龄明显早于健康人。青春期是非常重要的生长阶段，CAH 患者开始青春发动到出现生长激素（GH）分泌高峰和出现生长速率高峰的时间明显缩短。生长速率高峰的提早出现使患儿损失了青春发动到生长速率峰值出现之间这一段身高迅速增长的宝贵时间，减少了最终成年身高。雄激素还可促进骨骺软骨细胞分化、使细胞增殖能力提前耗竭，从而促进骨骺融合，导致最终成年身高明显低于正常。这是 CAH 患儿成年身材矮小的主要原因。研究发现以下因素与其身材矮小相关：

1）临床分型：研究发现，失盐型患儿的最终身高与遗传靶身高无显著差异，单纯男性化患儿的最终身高明显低于遗传靶身高。因为失盐型 CAH 患儿由于具有特征性临床表现，无论男女，诊断和治疗都早。失盐型患儿的最终身高与 2 岁时的身高正相关，而与 2 岁以内使用氢化可的松的剂量负相关，部分身高在青春期丢失，说明失盐型患儿 2 岁以内的线性生长模式和青春期生长是影响成年身高的重要因素。

2）性别：研究显示，经典 CAH 男性患儿的终身高 Z 值 [Z 值 =（观察值 − 参考人群的平均值）/ 参考人群的标准差] 比女性患儿更低，认为可能是经典男性 CAH 的平均诊断年龄为 1.5 岁，而女性平均年龄为 0.7 岁。延迟诊断可能会增加暴露于过量雄激素的时间。此外，非失盐型 CAH 男性患儿在生后早期可无明显的临床症状，因此直至雄激素过多引起了外周性性早熟时才得以诊断，治疗也就相应较迟；而对于女性非失盐型患儿，如果生后有性别模糊，包括轻度阴蒂增大到完全男性化，就会考虑 CAH 的诊断，因此诊断和治疗都早于男性。近几年的多篇大样本（93～125 例）的报道也证实，男性患儿的成年身高稍差于女性。

3）骨龄进展：儿童期骨骼对性激素特别敏感。研究发现，6～10 岁未治疗者，雄激素过多将导致 CAH 患儿青春期开始时骨龄提前，相对于同龄健康儿童大约提前 2.3 年；骨成熟的加速相对于躯体的生长亦相当显著 [按骨龄的身高标准差分值（HtSDS）<-1.0]。尽管青春期持续的时间在各型 CAH 患者中相似，但青春期身高受青春期开始时骨龄大小的影响。在失盐和非失盐患者中，青春期开始的年龄在正常范围内，但骨龄均有提前，骨龄的加速增长致骨骺过早融合，身高增长潜力受损。

4）青春期生长：CAH 患儿的青春期生长 - 身高增长总值均显著下降，其青春期生长模式也不同于正常人群：青春期高峰生长突增（peak pubertal growth spurt）较正常人群提前约 2 年发生；青春期生长突增高峰值低于正常人群，尤其是 CAH 男性患者。

5）诊断与治疗的早晚：多个研究报道了诊断的早晚对身高的影响差别具有统计学意义。在 1 岁以内诊断并治疗的患儿，不论男女，均显示出较好的成年身高结果。早期诊断的患儿即使较早地接受高平均剂量的 GCs 治疗，其成年身高结果也优于晚治疗的患儿。

6）GCs 和盐皮质激素的影响：CAH 患者青春期丢失的生长潜能也与大剂量 GCs 的使用，抑制了 GH/IGF-1 轴及性激素对生长的正性作用有关。此外，治疗期间给予足量的 GCs 抑制雄激素使其达到正常或接近正常水平时可导致医源性 GCs 过多症，过量的 GCs 可直接抑制软骨细胞生长，导致生长抑制。若使用生理剂量的 GCs 不能使 ACTH 恢复到正常水平。若没有补充足够的盐皮质激素亦会引起 ACTH 增高。醛固酮分泌不足不仅会激活肾素 - 血管紧张素 - 醛固酮系统，还会激活下丘脑 - 垂体 - 肾上腺轴。因此严格监测 GCs 和盐皮质激素水平，给予适当有效的补充，才能较好控制 ACTH 及性激素水平。

二、临床表现

不同酶缺陷导致明显不同的临床表现和生化特点，即使是相同的酶缺陷也可因基因突变的差异导致酶缺陷的严重程度不一，发病年龄、临床表现也有较大差异，使生长发育、诊断、治疗和生活质量等问题都趋于复杂化。

（一）21-OHD

根据 21- 羟化酶缺乏程度不同，可分为失盐型、单纯男性化型和非典型三种。

1. 失盐型（salt wasting phenotype） 为最严重、最经典型 CAH，本型是由于 21- 羟化酶完全缺乏所致，其皮质醇和醛固酮生物合成均存在障碍，前体物质 17-OHP、孕酮和脱氧异雄酮显著增多。患儿除具有男性化表现外，生后不久即可有拒食、呕吐、腹泻、体质量不增或下降、脱水、低血钠、高血钾、代谢性酸中毒等，若治疗不及时，可因循环衰竭而死亡。

2. 单纯男性化型（simple virilizing type） 为 21- 羟化酶不完全缺乏所致，经过代偿性增生，其皮质醇和醛固酮合成基本满足机体需要，但雄激素分泌过多。女性表现为假两性畸形，出生时即呈现程度不同的男性化体征，如阴蒂肥大、不同程度的阴唇融合、类似于男性尿道下裂样改变等。男性表现为外周性性早熟，出生时可无症状，生后 6 个月以后出现性早熟征象。男、女童均出现体格发育过快，骨龄超出年龄，成人后身材矮小，可有皮肤黏膜色素沉着，无失盐症状。

3. 非典型型（non-classic type）亦称迟发型 是 21- 羟化酶轻微缺乏所致的一种变异型，常无明显症状或表现为生后雄激素过量引起的相应症状。临床表现各异，发病年龄不一，可在儿童期或青春期才出现男性化表现。男童为阴毛早现、性早熟、生长加速、骨龄提前，影响成年终身高；女童可出现初潮延迟、原发性闭经、多毛症及不育症等。

（二）11β-OHD

男性化和高血压是本病的主要临床特征。女性患儿因高雄激素血症导致外生殖器不同程度男性化。男性患儿出生时外生殖器正常。临床表现与 21- 羟化酶缺乏相似的男性化症状，但程度较轻。患儿雄激素和 11- 脱氧皮质醇均增多。若未及时诊治，女性患儿的男性化表现进一步加重，出现阴蒂增大、多毛、痤疮、阴毛和腋毛早现；男性患儿出现阴茎增大，睾丸不增大等外周性性早熟表现，也可发展为中枢性性早熟。高雄激素血症导致线性生长，骨龄加快，骨骺线早闭，导致成年终身高受损。11- 脱氧皮质醇有水钠潴留作用，可有高血压和钠潴留。但高血压出现较晚，常在儿童后期及青春期出现相应的临床表现。

（三）3β-HSD

临床上分为经典型和非经典型。经典型多于生后 2 周出现失盐、脱水等肾上腺危象表现,若不及时治疗,常危及生命。男孩出现假两性畸形,如阴茎发育差、尿道下裂;女孩出生时出现阴蒂肥大、轻度男性化现象。非经典型一般无失盐表现,外生殖器发育亦正常。女性在青春期可出现痤疮、多毛等高雄激素血症表现。

(四)17αOHD

本型亦罕见。由于皮质醇和性激素合成受阻,而11-去氧皮质酮和皮质酮分泌增加,临床出现低钾性碱中毒和高血压。由于缺乏性激素,女孩可有幼稚型性征、原发性闭经等;男孩则表现为男性假两性畸形,外生殖器女性化,有乳房发育,但体格检查可见睾丸。

(五)CLAH

根据肾上腺皮质功能不全的发病年龄及性腺发育情况,临床上将CLAH分为经典型和非经典型。经典型患儿无论男女均表现女性外生殖器,常于生后2月内出现拒食、呕吐、腹泻、体重丧失、脱水等失盐型肾上腺皮质功能低下表现。部分患儿可于6个月至1岁以后才出现失盐症状。非经典型CLAH常于2～4岁发病,可仅表现为迟发的GCs不足,男性患儿出生时外生殖器正常或出现隐睾、尿道下裂等,青春期可伴有睾丸功能低下,生精异常等。

三、CAH性矮小的诊断与鉴别诊断

(一)诊断标准

CAH性矮小的诊断标准,须同时符合以下两条:

1. 有CAH的依据:①男性化或两性畸形伴有或不伴有失盐表现;②实验室检查:17-羟孕酮、孕酮、脱氢异雄酮、雄烯二酮、ACTH等升高;③临床难以确诊者可借助基因诊断。

2. 身高低于同年龄、同性别儿童身高的第3百分位(P3)。

(二)鉴别诊断

1. 新生儿和婴儿期失盐型CAH需要与幽门狭窄、食管闭锁及有机酸代谢病等鉴别。

2. 单纯男性化或两性畸形CAH患儿需要与其他疾病引起的外周性性早熟以及46,XX性发育不良、46,XY性发育不良及染色体异常性发育不良如46XX/46XY、45X/46XY等鉴别。

3. 非典型CAH患儿需要与肾上腺皮质肿瘤、性腺肿瘤、多囊卵巢综合征(PCOS)和单纯性阴毛早发育、肾上腺功能早现等鉴别。

4. 另外,还需判断及鉴别CAH患儿是否从外周性性早熟转变为中枢性性早熟。

四、治疗

(一)评价指标及治疗目标

评价指标包括肾上腺激素前体和雄激素水平。研究发现,雄激素过多(婴儿期的雄烯二酮及儿童期的睾酮)与成年终身高呈负相关。为了避免GCs产生的不良反应,应调整剂量使17-OHP的水平轻度高于正常水平(3～30nmol/L)。治疗目标为雄激素、17-OHP、ACTH、皮质醇在不同年龄和性别保持合理的水平。但要将所有肾上腺素指标(17-OHP、ACTH、皮质醇)均控制在正常范围内则需要使用超过生理需要量的GCs,对患者达到靶身高是不利的。所以,还要综合考虑生长速率、骨龄、生化检测值等多项指标,使患者成年终身高尽可能接近遗传靶身高。

(二)治疗目的

1. 失盐型患儿需及时纠正水电解质紊乱,维持酸碱平衡。可补充生理盐水,酌情补充碳酸氢钠。

2. 替代肾上腺分泌类固醇不足，补充生理需要的 GCs 和盐皮质激素，以维持机体一系列的生理代谢需要。

3. 抑制 ACTH 的分泌，肾上腺皮质不再增生，减少肾上腺雄激素的过度分泌，阻止骨骺成熟加速，争取正常的青春发育，提高生活质量，减轻患儿因生理缺陷造成的精神上的焦虑和自卑感。

（三）治疗药物

1. **GCs** 是 CAH 主要的治疗药物。GCs 可有效减少 ACTH 和雄激素的过多分泌。但要注意剂量过大可能导致生长障碍、医源性库欣综合征和肥胖；剂量不足则可能使雄激素水平维持在较高的水平，导致快速生长及生长板的过早融合导致终身高减损。因此，为了维持 CAH 患儿适当的生长曲线，应尽可能用达到替代治疗同时又抑制肾上腺雄激素过多生成的有效剂量。

（1）GCs 的类型：CAH 患者的 GCs 治疗方案不尽相同，导致无法准确比较不同类型 GCs 对终身高的影响。因长效制剂如地塞米松会引起夜间 GH 分泌的极大抑制，且地塞米松治疗后发生超重的不良反应较氢化可的松疗法多（42.9% *vs.* 38.1%）。因此，处于生长发育期的 CAH 儿童通常使用半衰期短的氢化可的松。报道表明，使用氢化可的松治疗的患者终身高在 0～-1.5SD。醋酸可的松相关研究较少，有报道显示长期随访接受醋酸可的松治疗的 CAH 患者生长速率落后，女性青春期身高突增延迟。

（2）GCs 的剂量：新诊断的患儿使用氢化可的松的开始剂量偏大，为尽可能快速抑制高 ATCH 所致的高雄激素血症，达到较好的抑制水平后可逐渐减至常规剂量。目前主张氢化可的松 $10\sim15mg/(m^2 \cdot d)$，分三次口服。青春期儿童皮质醇的药代动力学改变，氢化可的松的每天总剂量可在推荐的上限。GCs 的剂量根据血、尿类固醇激素水平、线性生长、骨成熟度以及类固醇过量或男性化临床体征进行个体化调整。肾上腺危象发作时需静脉给予大剂量氢化可的松，因其有部分盐皮质激素作用，因此不需增加氟氢可的松的剂量。此外，还需补充足够的氯化钠来纠正低钠血症。危象控制后，药物剂量可逐渐恢复至原替代量。17-OHP 水平作为 GCs 用量的一个衡量指标与生长速率呈正相关。当以不同年龄段作为参数进行独立分析时，在失盐型患者中，GCs 剂量与身高的 Z 值在 6～12 个月、8～10 岁及 12～14 岁组中呈负相关。一些观察也表明，幼儿期和青春期为了预防或治疗肾上腺危象而接受高剂量激素治疗，这一时期的高剂量 GCs 治疗对患者的长期生长潜力有很大的影响。

2. **盐皮质激素** 对有失盐的患儿需联用盐皮质激素，常用 9α- 氟氢可的松 0.05～0.15mg/d。对于严重，难以控制的失盐患儿可增加剂量至 0.4mg/d。盐皮质激素应调整到使电解质、血压以及血浆肾素活性维持到正常范围，以维持水盐代谢的平衡。此外，由于母乳或者配方奶没有足够的钠来补充出生后几个月里尿液损失的钠盐，所以失盐型婴幼儿 CAH 患者除了激素治疗之外还应每天补充氯化钠（1～2g）或 17～34mmol。对于有肾素升高的患儿即使无临床失盐表现也应给予氟氢可的松，同时可减少氢化可的松的剂量，并严密监测血电解质水平。

3. **其他探索治疗** 若单独应用较大剂量的氢化可的松可抑制雄激素合成，但同时出现皮质醇水平增高而抑制生长；剂量较小又不能有效抑制雄激素水平。因此，单独应用 GCs

治疗存在局限性。为了尽量改善 CAH 患儿的成年身高，临床上一直在摸索如抗雄激素药物、芳香化酶抑制剂、促性腺激素释放激素类似物（GnRHa）、重组人生长激素（rhGH）或这些药物的联合使用。

（1）GnRHa：未治疗的 CAH 及治疗较晚的 CAH 可转变为中枢性性早熟，男性患儿 9 岁前睾丸增大，骨龄进展加速，骨骺愈合加快而导致最终身材矮小。GnRHa 可持续作用于受体产生受体降调节，使垂体分泌 LH 的细胞对 GnRH 去敏感而致 LH 分泌受抑，从而使性激素水平显著下降。停药后 HPG 轴功能恢复正常。GnRHa 因其使性激素水平下降而能有效地阻抑中枢性性早熟患儿的骨龄增长，使治疗后骨龄 / 生理年龄比值较治疗前下降，改善终身高。但是，有时候 GnRHa 需与其他药物联用，单用不能改善患儿的成年终身高。

（2）rhGH：在皮质激素替代治疗基础上，有些青春期已启动的 CAH 需要加用 rhGH 联合 GnRHa 治疗。尽管患儿在病初时身高常超过正常儿，但大多数患儿由于性早熟、骨骺愈合加快而导致最终身材矮小。近年的研究表明，rhGH 与 GnRHa 联合应用可改善转变为中枢性性早熟的 CAH 儿童的最终身高。GnRHa 能抑制中枢性青春发育，以防止骨骺愈合加速，而 rhGH 可对抗 GnRHa 及 GCs 治疗引起的生长速度下降。GnRHa 治疗停止的时间定义为患儿实际年龄处于青春发育期时预测身高达到或超过靶身高，或生长速度每半年 <3cm，骨龄>13 岁（女）或骨龄>14 岁（男）。rhGH 治疗停止的时间定义为生长速度每半年 <1.5cm，骨龄>15 岁（女）或骨龄>17 岁（男）。治疗中应监测 IGF-1、IGFBP-3、糖化血红蛋白水平、甲状腺功能。

（3）抗雄激素药物：氟他胺可与雄激素竞争结合雄激素受体（AR），通过募集转录共抑制因子 NCoR 和 SMRT 形成复合体而抑制 AR 转录激活。雄激素转换抑制剂螺内酯可下调睾丸内和肾上腺皮质的 CYP450 酶，从而抑制睾酮的生成。有研究报道，低剂量的氢化可的松联合应用抗雄激素药物可以显著减少氢化可的松用量［8.7mg/（m²·d）］，并在控制 CAH 症状的同时维持相对正常的生长速率。

（4）芳香化酶抑制剂：芳香化酶催化雄激素转化为雌酮，随后 17β-HSD 负责将雌酮转化为活性更强的雌二醇（图 5-3）。芳香化酶抑制剂（睾内酯、来曲唑）则抑制雄激素向雌激素的转化，降低雌激素水平，在延迟骨龄闭合的同时形成高睾酮水平直接作用于生长板进而促进患者生长。因此，可应用小剂量的氢化可的松与抗雄激素药物及芳香化酶抑制剂联合治疗，且无明显的不良反应。

上述探索性治疗对于 CAH 患者长期身高的获益和潜在风险（如对生育能力，对体脂肪分布和骨密度等的影响）仍有待更长期的研究来进一步证实。

4. 外科治疗　早期治疗及手术矫正畸形对患儿的生理及心理健康很重要，有关手术的适宜年龄及方法仍有待进一步研究。目前认为最佳手术时间为 2～6 个月，此时手术患儿组织可塑性强，并且对患儿的心理损伤小。

五、治疗监测

（一）激素检测

基础 17-OHP 和雄烯二酮是重要的监测指标，17-OHP 的水平应轻度高于正常水平。氢化可的松治疗患者应定期监测肾素活性，一般建议肾素基础值控制在正常范围的均值至正常上限之间。

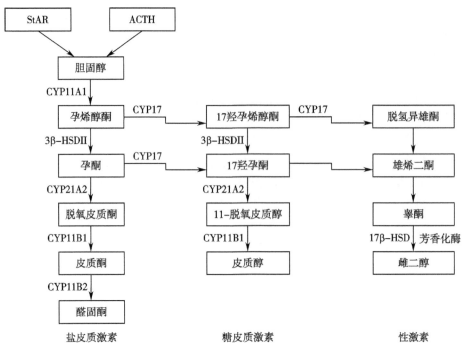

图 5-3 类固醇激素生物合成途径

注：StAR：类固醇急性期调节蛋白；ACTH：促肾上腺皮质激素；CYP11A1：20, 22 碳链裂解酶；
3β-HSDII：3β- 羟类固醇脱氢酶；CYP17：类固醇 17α- 羟化酶；CYP21A2：类固醇 21 羟化酶；
CYP11B1：类固醇 11β 羟化酶；CYP11B2：醛固酮合成酶；17β-HSD：17β- 羟类固醇脱氢酶

（二）生长发育监测

21-OHD 与 11βOHD 患儿治疗的另一个目标就是达到满意的终身高以及远期生育功能。因此，在治疗中应注意监测患儿的生长速度、青春发育和骨龄，以便进行全面评估。6 岁以后需密切注意第二性征，每半年需监测一次骨龄。Bretones P 等研究认为 8 岁及 8 岁以后的骨龄对 CAH 患儿未来终身高的评估有重要意义。17-OHP、雄烯二酮等激素水平是近期疗效的判断指标，骨龄和生长曲线反映了近段时间控制状态。

（三）影像学监测

睾丸肾上腺残余瘤（TART）是睾丸内异位的肾上腺残基过度增殖性良性病变，是 CAH 重要并发症之一，是导致 CAH 男性患儿成年后睾丸功能障碍及生育力降低的主要原因之一，激素控制不良患者易发生 TART。早期诊断和治疗可避免不可逆的睾丸功能损害。B 超对其敏感性好，是早期诊断的有效手段。因此，建议对 4 岁以上男孩定期做睾丸 B 超。

（梁　黎　慎　琳　陈　虹）

第五节　软骨发育不全

软骨发育不全（achondroplasia，ACH）（MIM 100800）是最常见的遗传性骨骼发育异常疾病，又称胎儿型软骨营养障碍或软骨营养障碍性侏儒。是由于膜性骨化正常而软骨骨化异常的先天畸形，临床以短肢、正常躯干、大头为特征。

一、流行病学和病因分析

（一）流行病学

ACH 是最常见的软骨发育不良，发生率约为 1/26 000～1/15 000。据不完全统计，我国新生儿期软骨发育不全的患病率为 0.18/ 万，女性多于男性；城镇和乡村的患病率分别为 0.19/ 万和 0.15 / 万。

（二）病因学分析

ACH 是由成纤维细胞生长因子受体 3（fibroblast growth factor receptor-3，*FGFR3*）基因突变所致的一种常染色体显性遗传性疾病。具有 100% 的外显率，但 80%～90% 是散发病例，其余的呈家族遗传性。

FGFR3 蛋白是骨生长板区软骨细胞增殖与分化的负性调节因子，与配体成纤维细胞生长因子结合后，引发耦联和自磷酸化作用，从而通过干扰软骨细胞的增生和分化而抑制软骨的骨化过程。生理情况下，*FGFR3* 基因活化后被迅速泛素化，随后被蛋白酶体降解，信号传导随即终止。*FGFR3* 基因的激活性突变使受体自主兴奋，使其下游转录活化蛋白（signal transducer andactivator of transcription，STAT）活性增加，从而使细胞周期抑制蛋白表达上调，导致软骨的增生、分化以及软骨内成骨受到持续性抑制。由于软骨骨化层发育障碍，导致骨长轴生长受限。而骨膜内成骨正常，因此骨皮质、骨髓腔以及骨横径正常。

FGFR3 基因位于 4p16.3，由 19 个外显子和 18 个内含子组成，编码 806 个氨基酸蛋白。截至 2017 年 9 月人类基因突变数据库（Human Gene Mutation Database）资料，已发现 69 种 *FGFR3* 基因突变。其中大多数突变位点位于第 10 外显子编码的跨膜结构域。其中 1 138 位和 1 123 位核苷酸是热点突变。大约 95% 的 ACH 发生 1 138 位核苷酸 G → A 的转换，少数（约 1%）发生 1 138 位 G → C 的转换，导致第 380 位氨基酸从甘氨酸变为精氨酸；个别是 1 123 位核苷酸发生 G → T 的转换。

二、临床表现

（一）头面部骨骼发育异常

ACH 主要表现为全身骨骼受累。面部特征包括头大，前额圆凸，面部宽，小而扁平的鼻梁。因为下颌较小，通常导致牙列拥挤。婴儿期，巨头明显。大多数软骨发育不全的成人智力正常，且可以独立生活，除非患有脑积水或其他中枢神经系统并发症。

（二）身材矮小

患儿出生即表现为严重的生长发育落后，呈不对称性矮小，躯干高度正常；四肢缩短，尤其是上臂和大腿的长骨缩短，上部量大于下部量，自然下垂时双手仅到髂部；未治疗的男性患者终身高一般为（131±5.6）cm，女性患者终身高一般为（124±5.9）cm。在婴幼儿时期，肌张力轻中度减低是较常见的，运动发育常常较落后。婴幼儿抬头困难。

（三）胸腰椎畸形

出生时脊柱长度正常，而婴幼儿时期出现短暂的胸腰椎后凸畸形与肌张力减低、扁平胸、肋缘外翻、隆凸腹。后凸畸形大多在学会行走后缓解。仍有大约 10% 的人会发展为固定的后凸畸形。

（四）关节松弛和肢体变形

关节松弛发生率较高，尤其是膝关节，大部分患者还伴随膝关节疼痛。约 70% 患者出现肘关节屈曲挛缩，桡骨头脱位，导致伸肘及前臂旋转受限。肩关节脱位在 4 岁以上的孩子较常见，且随年龄增长，发病率也在上升。膝内翻畸形是软骨发育不全典型表现之一，影响 90% 以上的成年患者。下肢畸形包括髋内翻、膝内翻、足跟内翻是由于胫骨外旋转与逐渐增大的股骨和髋臼前倾角。手指和脚趾粗短，中指和环指无法并拢，称三叉戟手。

（五）颈髓受压

是较严重的并发症。通常导致枕骨大孔狭窄、枢椎齿突缺损。因此可以导致患儿突然死亡、呼吸睡眠暂停、脊髓空洞症、脑积水等。

三、诊断与鉴别诊断

（一）诊断

1. 有上述临床表现。

2. 辅助检查

（1）X 线检查：是本病临床诊断的主要依据。X 线表现包括颅面骨发育障碍，头顶骨增大，颅底短小，前额突出；全身管状骨变短，椎体变薄，腰椎管狭窄；骨密度增高，尤其以肱骨、股骨等近端骨最为明显；长骨干骺端明显增粗，向两侧膨出；胸骨宽厚而短，前后径减小；骶髂关节部软骨化骨障碍，骨盆狭窄，髂骨翼变方，上下径变短，髋臼宽而平；长骨变短，骨干厚，骨髓腔变小。

（2）磁共振成像检查（MRI）：可判断脊髓是否受压迫及受压迫程度。

（3）超声检查：产前超声检查可监测股骨发育。

（4）基因检测：*FGFR3* 基因突变是本病的病因，G380R 是本病的超热点突变，占绝大多数，基因检测可明确诊断。

（二）鉴别诊断

本病需与下列疾病鉴别：

1. 先天性成骨不全 又称脆骨病，是一种少见的遗传异质性结缔组织病。特点是除了身材矮小外，还有骨质疏松、骨折、蓝巩膜及老早性耳聋。

2. 先天性甲状腺功能减退症 该疾病除了矮小外，还有眼距宽、眼睑浮肿、智力障碍、皮肤粗糙、声哑及血清 T_3、T_4、TSH 等测定有异常，可鉴别。

3. 生长激素缺乏症 该病呈匀称性矮小，上、下部量比例对称，骨骼发育正常，无异常短肢，一般无脊柱畸形。

4. 维生素 D 缺乏性佝偻病 该病一般矮小不明显，四肢与躯干比例正常，指（趾）不粗短，手指不平齐，维生素 D 治疗有效。

四、治疗

本病尚无特效治疗方法。目前一些药物还处于二期临床试验。这些药物主要着眼于调节生长板中 *FGFR3* 的功能。

（一）C 型利尿钠肽（CNP）

CNP 可通过拮抗 *FGFR3* 信号增加 ACH 鼠的骨线性生长。然而大多数 CNP 在身体内半衰期极短（不到 3 分钟），随后即被利钠肽清除受体（NPR C）和中性内肽酶（NEP）转运清除。

BMN 111（vosoritide）是一种耐 NEP 的 CNP，因此在体内循环周期较长。新近研究表明，每日皮下给予 BMN 111 后，猕猴和 ACH 患儿的年线性骨生长增加。因此 BMN 111 是 CNP 治疗中最有希望的治疗方法，也是 ACH 治疗临床试验的唯一治疗方法。

（二）其他药物治疗

1. 美克利嗪（meclozine）　是一种口服抗组胺药，研究显示其可阻断 *FGRF3* 在软骨细胞中的负信号，无论是 ACH 还是野生型小鼠，均可增加线性骨生长。

2. 甲状旁腺激素（PTH）　动物模型中发现，间歇性注射 PTH 可促进软骨形成和恢复骨生长。

3. 重组人生长激素（rhGH）　rhGH 可以短期增加 ACH 儿童的骨生长速度，尤其在治疗的第 1 年 rhGH 对 ACH 有一定疗效（年增长速率可达 7～8cm），但之后疗效逐年降低，尚不明确是否能提高成年终身高。

4. 其他　一项短期研究发现他汀类药物给药，特别是瑞舒伐他汀增加了软骨形成，但仍需更多的临床资料及数据分析。GnRHa 抑制软骨发育不全患儿性腺发育来延缓骨骺愈合与生长仍存在争议。

（三）肢体延长术

可以部分改善身体比例，终身高可增长 10～20cm。但是，患儿需要克服许多困难，如复发性骨折、下肢不对称、局灶性细菌感染、疼痛等。肢体延长术是有创的、危险的、复杂的、长期的一个过程。术前需要评估患者及其家属的心理和经济承受能力，以及是否有迫切的要求。

（四）并发症的治疗

严重的肢体畸形或脊柱畸形者考虑正畸手术。因枕骨大孔的狭窄及变形而导致一系列神经症状和体征，如下肢神经反射增强、踝阵挛、中枢性窒息及交通性脑积水等，应进行减压处理。

ACH 是最常见的遗传性骨病，且难以治疗。因此及早对软骨发育不全做出产前诊断，防止缺陷患儿的出生对于人类优生显得尤为重要。产前诊断主要依赖于影像学检查如超声检查，对于怀疑为先天性骨骼发育异常的胎儿，基因检测是确定其诊断的最佳标准。

（梁　黎　陈永花　陈　虹）

第六节　先天性甲状腺功能减退症

先天性甲状腺功能减退症（congenital hypothyroidism，CH）是儿科最常见的内分泌疾病之一。主要是由先天性甲状腺缺陷（包括发育不良、缺如、异位）、甲状腺激素合成途径酶缺乏所致，或因母孕期饮食中缺碘所致；以甲状腺素合成不足、机体代谢和多系统功能减退为特征的一组代谢紊乱综合征。CH 患儿临床表现为生长发育缓慢、智能落后、代谢障碍和生理功能低下（皮肤粗糙、腹胀便秘等）。此病可预防、可治疗，故早期诊断及治疗非常重要。

一、流行病学和病因学分析

（一）流行病学

85%～90% 的 CH 为散发性，10%～15% 为遗传性。CH 患病率还与促甲状腺激素

(TSH)水平、年龄、性别、种族、地区等因素有关,男女比例约为1:2。我国发病率约为1/4 000~1/3 000,欧洲为1/3 000,美国为1/5 000~1/3 600,日本为1/5 700;西班牙人种和美洲印第安人患病率较高,达到1/2 700~1/700,白人约为1/4 000,非洲人种较低,仅1/17 000~1/10 000。

(二)病因学分析

由于各种原因使甲状腺发育障碍,甲状腺激素合成障碍、分泌减少,导致CH。根据发病持续时间分为永久性和暂时性CH。永久性CH是指不可逆的甲状腺激素绝对或相对缺乏。暂时性CH一般在生后最初几个月出现,一段时间后甲状腺激素可恢复至正常水平。

1. CH常见病因

(1)甲状腺缺如或发育异常:是CH最常见的原因,约占永久性CH的85%左右;多见于女孩,男女比例为1:2。常见4种原因:①基因突变和蛋白质缺陷:甲状腺转录因子-1(TTF-1)、甲状腺转录因子-2(TTF2)、PAX8以及促甲状腺激素受体(TSHR)基因等;②母亲患有自身免疫性甲状腺疾病:患有自身免疫性甲状腺疾病的母亲,体内存在甲状腺相关抗体,进入胎儿循环,破坏胎儿甲状腺。此外,部分患儿母亲存在一种TSH受体抗体(TRAb),其能阻断促甲状腺激素释放激素(TRH)诱导甲状腺发育的过程;③母亲接受放射性I^{131}治疗或服用抗甲状腺药物时,这些物质通过胎盘到胎儿,可破坏胎儿的甲状腺组织,造成甲状腺缺如或仅有少量的甲状腺组织发育;④胚胎期,胎儿自身分泌TSH减少,导致甲状腺发育不良或缺如。另外,胚胎发育期甲状腺下降过程中出现停滞或迷走则可出现甲状腺异位,如停留在舌根或异位在喉头前、胸腔内、气管内,以舌根部甲状腺异位最常见。

(2)甲状腺激素合成异常:是CH第二常见原因,占永久性CH 10%~15%,为常染色体隐性遗传病。由于甲状腺素合成途径中酶缺陷,导致甲状腺激素合成障碍。多见于参与甲状腺激素合成和分泌过程中的酶例如甲状腺过氧化物酶(TPO)、双氧化酶2(DUOX2)、双氧化酶A2(DUOXA2)、碘酪氨酸脱碘酶(DEHAL1)、甲状腺球蛋白(TG)等基因突变。

(3)中枢性甲减:又称继发性CH,是由于TSH合成不足导致,也是先天性垂体功能低下的常见疾病。常见相关基因包括HESX1,PROP1,LHX3,LHX4和PIT1等,亦是与脑垂体发育的关键基因。某些基因缺陷或先天性下丘脑和垂体疾患导致TSH分泌不足引起继发性甲状腺功能减退。可以单独出现TSH分泌不足,也可以伴有其他垂体激素分泌的减少,其结果是生长激素、性激素和皮质激素分泌不足。

(4)暂时性甲减:其发病率约为10%,常见原因为孕妇严重缺碘和急性碘过量,母亲抗甲状腺药物治疗(如他巴唑、丙基硫氧嘧啶等)、母亲促甲状腺激素受体(TSHR)阻断性抗体(TRB-Ab)通过胎盘到胎儿等。一般在生后3个月左右可缓解,多发生于早产儿。

2. 致身材矮小的原因

(1)甲状腺激素对骨骼发育作用:甲状腺激素是维持儿童正常生长发育必不可少的激素,已经证实甲状腺激素的主要作用靶点在骨骺板,它能促进细胞组织的生长发育和成熟,促进钙、磷在骨质中的合成代谢,能够刺激骨化中心发育、软骨骨化,在维持骨膜内和软骨内线性生长和骨量中起着重要作用,与生长激素一起协同促进生长发育。生长激素的合成需要甲状腺激素的刺激,故甲减患儿体内生长激素合成减少,生长速率进一步减慢,甚至出现生长停滞。此外,甲减患儿IGF-1水平降低,IGF-1是重要的生长调节因子,IGF-1水平越低,身材矮小的程度越严重。由于线性生长受损,CH可导致不对称的四肢短小性侏儒症。

（2）甲状腺激素缺乏程度：研究表明，甲减的严重程度与身材矮小程度成正比。

（3）初始治疗时间：早期诊断并早期足量甲状腺激素替代治疗，生长迟缓或停滞现象得到改善，生长速率增快，骨龄和身高出现快速追赶生长，恢复到健康儿童固有的生长轨迹。故早期足量足疗程甲状腺激素口服替代治疗可明显改善患儿的终身高。有研究表明，出生后 2 周内开始足量替代治疗，大部分患儿的生长发育和智力水平可接近正常；7 个月至 1 岁才开始治疗者；由于其线性生长潜力不足，患儿生长发育与智力发育较同龄儿童明显落后；2～3 岁治疗者，身高比同龄儿童落后 3SD 以上。越迟治疗，对身高影响越大。

（4）营养摄入不足：CH 患儿由于甲状腺激素分泌不足使胃肠平滑肌细胞对神经递质的敏感性？导致胃纳减少，胃酸分泌不足，肠蠕动减弱，营养摄入不足和营养素不完善，导致患儿体格生长落后。

（5）贫血：甲状腺激素有刺激血红蛋白合成的作用，因此 CH 患儿可有骨髓造血功能低下。此外，若喂养不当而使维生素 B_{12} 或铁摄入不足，会加重贫血。血红蛋白少致携氧能力低下，影响各组织器官及骨骼代谢，加重生长发育障碍。

二、临床表现

CH 症状出现的早晚及程度的轻重与残留甲状腺组织的多少及甲状腺功能减退的程度有关。先天性无甲状腺或酶缺陷患儿在新生儿期即可出现症状，甲状腺发育不良者常在生后 3～6 个月出现症状，少数在数年之后开始出现症状。部分 CH 患儿因其在年幼时甲状腺激素生成障碍为不完全性或功能代偿时，甲减症状可延迟多年至儿童期才发生。

（一）新生儿期临床表现

临床仅有不到 5% 的 CH 在新生儿期出现临床症状，且新生儿期临床表现不具有特征性，多数症状轻微，需仔细询问病史及体格检查才能发现。

1. 常过预产期出生且体重>第 90 百分位，头围大，囟门及颅缝明显增宽。

2. 可有体温低、心率慢，末梢循环稍差，少哭、少动、嗜睡；母亲孕期常感胎动少。

3. 吃奶慢，喂养困难，胎便排出延迟或有便秘，黄疸延迟消退，体重不增或增长缓慢，腹大常伴有脐疝，肌张力减低。

4. 额部多皱纹，颜面浮肿，鼻根平、眼距宽、眼睑增厚、睑裂小，头发干枯、发际低，唇厚、舌大常伸出口外，重者有呼吸困难。

5. 极少数患儿有甲状腺肿大。

6. 如为多垂体激素缺乏，可出现其他垂体激素缺乏的临床表现，如低血糖、小阴茎、隐睾等；合并唇裂、腭裂、视神经发育不良者，提示中枢性甲减可能。

（二）婴幼儿及儿童期典型的临床表现

1. 特殊面容　头大、颈短、塌鼻、眼距宽、舌厚大常伸出口外，表情呆滞、面容浮肿，皮肤粗糙、干燥，面色苍黄、贫血貌，鼻唇增厚，头发和眉毛稀疏、干枯，腹部膨隆。

2. 神经系统功能障碍　智力低下，记忆力、注意力减退，感觉、运动发育均迟缓，嗜睡，严重者可出现全身性黏液性水肿甚至昏迷。

3. 生长发育落后　骨龄落后，身材矮小，头大、躯干长、四肢短、身体上部量大于下部量，走路似鸭步状；牙齿发育不全，性发育迟缓，青春期延迟。

4. 各器官功能低下　消化功能紊乱，如食欲差、腹胀，大便干结、便秘等；心血管功能低下，如全身黏液性水肿，脉搏细弱，心音低钝，心脏可扩大，可有心包积液或胸腔积液；可有骨痛和肌肉酸痛，肌张力降低。

5. 少数可伴有甲状腺肿大。

6. 常有贫血，血糖正常或下降，血脂升高，心肌酶谱升高。

（三）其他特殊类型的表现

1. 垂体性甲状腺功能减退症　垂体发育不良会导致垂体功能减退，引起继发性甲减。垂体发育不良患儿常伴多种垂体激素缺乏，如生长激素、促性腺激素、抗利尿激素等。新生儿表现出低血糖、小阴茎、尿崩症。中线解剖异常时应怀疑多垂体功能减退症。

2. 甲状腺功能减退伴性早熟　少数幼儿期前患甲减者可伴性早熟。可能由于甲状腺激素水平降低，负反馈减弱，使下丘脑促甲状腺激素释放激素（TRH）反馈性增多，而 TRH 不仅刺激垂体分泌 TSH 增多，也刺激催乳素（PRL）、LH 和 FSH 分泌增多；TSH 与 FSH 存在交叉反应，导致性早熟。这些患儿无青春期身高突增，且骨龄超前。

三、诊断与鉴别诊断

（一）诊断

1. 新生儿疾病筛查　由于 95% 以上的 CH 在新生儿期可无特异性症状或症状轻微，如在临床发病后开始治疗，将影响患儿的智力和体格发育，因此对新生儿进行群体筛查是早发现、早诊断的有效措施。

出生后 72 小时至 7 天之内的足月新生儿在足跟部采末梢血，予干血滴纸片即可检测 TSH 浓度。该法采集标本简便，假阳性和假阴性率较低，故为患儿早期诊断极佳筛查措施。低出生体重儿、极低出生体重儿、早产儿、同性别多胞胎等可能由于下丘脑 - 垂体 - 甲状腺轴反馈建立延迟，可能出现 TSH 延迟升高，为防止新生儿筛查假阴性，可在出生 2~4 周后或初次新筛后 2 周进行复查。此方法可能漏检中枢性甲减。新生儿筛查结果阳性或可疑者均应检测血清 T_4、TSH 浓度，如 T_4 降低、TSH 明显升高即可确诊。血清 T_3 浓度可降低或正常。

2. CH 的诊断　典型的 CH 一般有：①临床表现：生长发育落后、智力低下、基础代谢率降低、特殊面容等；②甲状腺功能显示血清 T_3、T_4 水平降低，TSH 水平增高；③骨龄明显落后。如母亲为自身免疫性甲状腺疾病的患儿可以检测抗甲状腺抗体。甲状腺 B 超检查可了解患儿甲状腺发育情况及甲状腺的大小和形状。甲状腺放射性核素显像可判断甲状腺的位置、大小、发育情况及碘摄取情况。

3. CH 性矮小的诊断标准

须同时符合以下两条：

（1）有 CH 的依据。

（2）身材矮小：身高低于同年龄、同性别正常健康儿童身高的第 3 百分位数（P3）或低于 $-2SD$。

（二）鉴别诊断

1. 先天性巨结肠　患儿出生后即开始便秘、腹胀，并常有脐疝，但其面容、精神反应及哭声等均正常，血甲状腺功能正常，钡灌肠可见结肠痉挛段与扩张段。

2. 21- 三体综合征　患儿智力、骨骼和运动发育均迟缓，且有特殊面容：眼距宽、外眼角上斜、鼻梁低、舌伸出口外,皮肤及毛发正常,无黏液性水肿,常伴有其他先天畸形。染色体核型分析可鉴别。

3. 佝偻病　患儿有动作发育迟缓、生长落后等表现。但智能正常,皮肤正常,有佝偻病的体征,血生化和 X 线片可鉴别。

4. 骨骼发育障碍的疾病　如骨软骨发育不良、黏多糖病等都有生长迟缓症状,骨骼 X 线片和尿中代谢物检查可资鉴别。

5. 黏多糖病 I 型　为常染色体隐性遗传疾病。患儿表现为智力低下,矮小,多毛,头大,眼距宽,角膜薄翳,视网膜退化,渐致视力障碍,黏液水肿面容等。伴驼背,脊柱畸形,鸡胸等骨骼畸形。尿酸性黏多糖阳性,甲功正常可予以鉴别。

四、治疗

(一)甲状腺素替代治疗

甲减一经确诊,应立即予以甲状腺激素足量、足疗程替代治疗。

1. 治疗目标　甲减的症状和体征消失,TSH、FT_4 水平维持在正常范围。

2. 治疗药物选择　左甲状腺素(L-T_4)是本病的主要替代治疗药物。

3. 药物剂量及调整方法　新生儿期初始剂量 $10\sim15\mu g/(kg\cdot d)$,每日 1 次,口服;伴有严重先天性心脏病患儿,初始剂量应减少,待血 TSH、FT_4 水平维持在正常范围内,可予以维持治疗,婴儿期一般在 $5\sim10\mu g/(kg\cdot d)$,$1\sim5$ 岁可 $5\sim6\mu g/(kg\cdot d)$,$5\sim12$ 岁可 $4\sim5\mu g/(kg\cdot d)$;维持剂量需个体化,根据血 TSH、FT_4 水平和临床表现调整剂量。

4. 监测指标　治疗开始后,以下指标应定期监测:①FT_4 和 TSH 开始治疗后,每 2 周复查一次;甲状腺功能正常后,每 $2\sim3$ 个月复查 1 次;1 岁以上 $3\sim4$ 个月复查 1 次;3 岁以上 6 个月复查 1 次;但调整剂量后需 1 个月复查。对于中枢性甲减,TSH 不是一个可靠的评估替代合理性的参数,需要 FT_4 蓄积到正常范围的中上水平。②测量身高、体重、头围等,每 3 个月一次。③复查骨龄,每半年一次,直至生长期结束。④智力发育评估,分别在 1 岁、3 岁、6 岁时进行。

5. 停药指征　先天性甲减伴甲状腺发育异常者需要终身替代治疗,FT_4 和 TSH 正常后予以维持剂量,定期复查甲状腺功能。怀疑暂时性甲减的患儿可在甲状腺功能正常后维持治疗 $2\sim3$ 年后尝试停药,定期随访复查甲状腺功能 1 年以上,如甲状腺功能正常,可考虑停药。

(二)维生素及矿物质

在治疗过程中由于孩子生长发育迅速,还应及时补充多种维生素及各种营养物质,如钙片、铁剂、维生素 A、B、C、D 族等。甲状腺激素替代治疗后早期贫血可加重。可能是与其造血物质储备不足而外源性甲状腺激素促进造血导致造血物质缺乏加重。随着治疗时间延长及营养补充,贫血可被纠正。

(三)碘

家族性酶缺陷所致的 CH 中,由于碘摄取与脱碘酶缺陷,应予以补充碘,促进甲状腺激素合成。

(四)生长激素治疗

对于确诊甲减并予以足量甲状腺激素治疗、甲状腺功能恢复正常后,生长速率较前略有改善，但患儿身高仍低于同年龄、同性别正常健康儿童身高的第 3 百分位数（P3）或低于 −2SD 时，我们应该考虑是否有引起身材矮小的其他病因并存，可进行生长激素药物激发试验（甲状腺功能减退时会出现假阳性），如果两种不同药物激发试验均提示生长激素缺乏时，对这些患儿可予以 L-T$_4$ 和 rhGH 联合治疗。

1. 治疗前评估 完善相关检查，如乙肝三系、肝肾功能、空腹血糖、胰岛素水平、IGF-1、甲状腺功能、骨龄、垂体 MRI 等检查。

2. 剂量及其调整方法 L-T$_4$ 同上治疗；rhGH 开始剂量为 0.1～0.12IU/（kg•d），每晚睡前 1 小时皮下注射，最佳治疗时间最晚应在青春发育前期，如果一经确诊立即开始治疗，可以显著改善患儿的最终身高。疗程根据患儿身高增长情况及骨龄及骨骺闭合情况决定。

3. 监测指标 每 1 个月测量身高、体重等情况；每 3 个月复查肝肾功能、空腹血糖、胰岛素水平、IGF-1、甲状腺功能等；每 6 个月复测骨龄。

4. 注意事项 多垂体激素缺乏时，首先应补充肾上腺皮质激素，其次补充 L-T$_4$，然后补充 rhGH，青春期如未发育酌情补充性激素。

（五）GnRHa 治疗

甲状腺功能减退伴中枢性性早熟的患儿若骨龄增长迅速，影响成年终身高者，可应用 GnRHa 治疗。

（梁　黎　赵方圆　陈　虹）

● 参考文献

1. Kronenberg HM, Melmed S, Polonsky KS, Larsen PR. 威廉姆斯内分泌学. 第 11 版. 向红丁, 译. 北京：人民军医出版社, 2011.

2. Akchurin OM, Kogon AJ, Kumar J, et al. Approach to growth hormone therapy in children with chronic kidney disease varies across North America: the Midwest Pediatric Nephrology Consortium report. BMC Nephrol, 2017, 18(1): 181.

3. Hodson EM, Willis NS, Craig JC. et al. Growth hormone for children with chronic kidney disease. Cochrane Database Syst Rev, 2012, (2): CD003264.

4. Marchini A, Ogata T, Rappold GA. A track record on SHOX: from basic research to complex models and therapy. Endocr Rev, 2016, 37(4): 417-448.

5. 谢理玲. 人矮小同源盒基因在身材矮小中的研究进展. 中华实用儿科临床杂志, 2014, 29(20): 1526-1527.

6. Montalbano A, Juergensen L, Roeth R, et al. Retinoic acid catabolizing enzyme CYP26C1 is a genetic modifier in SHOX deficiency. EMBO Mol Med, 2016, 8(12): 1455-1469.

7. Iughetti L, Vannelli S, Street M E, et al. Impaired GH secretion in patients with SHOX deficiency and efficacy of recombinant human GH therapy. Hormone Research in Paediatrics, 2012, 78(5-6): 279-287.

8. Massart F, Bizzi M, Baggiani A, et al. Height outcome of the recombinant human growth hormone treatment in patients with SHOX gene haploinsufficiency: a meta-analysis. Pharmacogenomics, 2013, 14(6): 607-612.

9. Leka-Emiri S, Chrousos GP, Kanaka-Gantenbein C. The mystery of puberty initiation: genetics and epigenetics of idiopathic central precocious puberty (ICPP). J Endocrinol Invest, 2017, 40(8): 789-802.

10. 中华医学会儿科学分会内分泌遗传代谢学组，中华儿科杂志编辑委员会. 中枢性性早熟诊断与治疗共识. 中华儿科杂志，2015，53（6）：412-418.

11. 罗小平，巩纯秀，梁黎，等. 儿科内分泌与代谢性疾病诊疗规范. 北京：人民卫生出版社，2016.

12. Watson SE，Greene A，Lewis K，Eugster EA. BIRD'S-EYE VIEW OF GnRH ANALOG USE IN A PEDIATRIC ENDOCRINOLOGY REFERRAL CENTER. Endocr Pract，2015，21（6）：586-589.

13. Mauras N，Ross JL，Gagliardi P，et al. Randomized Trial of Aromatase Inhibitors，Growth Hormone，or Combination in Pubertal Boys with Idiopathic，Short Stature. J Clin Endocrinol Metab，2016，101（12）：4984-4993.

14. Liu S，Liu Q，et al，Effects and safety of combination therapywith gonadotropin-releasing hormone analogue and growthhormone in girls with idiopathic central precocious puberty：a meta-analysis. J Endocrinol Invest，2016，39：1167-1178.

15. 罗飞宏. 先天性肾上腺皮质增生症诊断治疗进展. 中华实用儿科临床杂志，2015，30（8）：564-569.

16. Witchel SF. Congenital Adrenal Hyperplasia. J Pediatr Adolesc Gynecol，2017，30（5）：520-534.

17. 顾学范. 临床遗传代谢病. 北京：人民卫生出版社，2015.

18. Deslauriers JR，Lenz AM，Root AW，et al. Gender related differences in glucocorticoid therapy and growth outcomes among pubertal children with 21-hydroxylase deficiency congenital adrenal hyperplasia（CAH）. J Pediatr Endocrinol Metab. 2012；25（9-10）：977-981.

19. Bretones P，Riche B，Pichot E，et al. Growth curves for congenital adrenal hyperplasia from a national retrospective cohort. J Pediatr Endocrinol Metab，2016，29（12）：1379-1388.

20. Unger S，BonaféL，Gouze E. Current Care and Investigational Therapies in Achondroplasia. Curr Osteoporos Rep，2017，15（2）：53-60.

21. Angie C. Jelin，Elizabeth O'Hare，Karin Blakemore，et al. Skeletal Dysplasias：Growing Therapy for Growing Bones. Front Pharmacol. 2017；8；79.

22. 中华医学会儿科学分会内分泌遗传代谢学组，中华预防医学会儿童保健分会新生儿疾病筛查学组. 先天性甲状腺功能减低症诊疗共识. 中华儿科杂志，2011，49（6）：421-423.

23. Hanley P，Lord K，Bauer AJ. Thyroid Disorders in Children and Adolescents：A Review. JAMA Pediatr，2016，170（10）：1008-1019.

24. Léger J，Olivieri A，Donaldson M，et al. European Society for Paediatric Endocrinology consensus guidelines on screening，diagnosis，and management of congenital hypothyroidism. J Clin Endocrinol Metab，2014，99（2）：363-384.

第六章
身材矮小症儿童治疗过程中的监测、疗效评估及 GH 剂量调整

第一节　药物治疗过程中的定期监测

并非所有身材矮小症患儿均需要或适合 rhGH 治疗。明确疾病诊断是严格掌握 rhGH 临床应用适应证的前提。目前可用 rhGH 治疗的导致身材矮小的疾病包括：生长激素缺乏症（growth hormone deficiency，GHD）、慢性肾功能不全肾移植前（chronic renal insufficiency pretransplantation）、Turner 综合征（TS）、Prader-Willi 综合征（PWS）、小于胎龄儿（SGA）、特发性身材矮小症（ISS）、*SHOX* 基因缺失、Noonan 综合征等。

身材矮小症儿童在 rhGH 治疗的过程中，应定期在儿科内分泌门诊进行常规有效性和安全性的监测。有效性监测：① rhGH 短期治疗效果评价指标：以身高 SDS 的变化为最好，生长速率、生长速率 SDS 或年生长速率变化可供参考。②长期治疗效果评价指标：成人身高 SDS、成人身高 SDS-rhGH 开始治疗时身高 SDS、成人身高 - 预测成人身高、成人身高 - 遗传靶身高。除进行生长发育指标的测量外，还应常规进行生化指标的监测：①每 3～6 个月监测甲状腺功能、空腹血糖及胰岛素、IGF-1 和 IGFBP-3 水平。②每年监测肝肾功能、肾上腺皮质功能、糖化血红蛋白、骨龄。③必要时对部分器质性生长激素缺乏症患儿复查垂体磁共振。每次随访，均应注意检查是否有不良反应的发生。具体监测指标见表 6-1。

表 6-1　rhGH 治疗过程中的监测指标及监测频率

项目	复查频率
生长发育指标	
身高、体重、性发育情况	每 3 个月
生长速率	每 3 个月
身高 SDS	每 6 个月～1 年
实验室检查指标	
甲状腺功能	每 3 个月复查 若治疗过程中生长速率降低，及时复查
血清 IGF-1、IGBP-3	每 3～6 个月
空腹血糖、胰岛素	每 3 个月 若出现空腹血糖受损，及时行糖耐量试验
肝肾功能、肾上腺皮质功能、HbA1c 等	每 6～12 个月，或根据病情
骨龄	每 12 个月 青春期，必要时可半年复查

项目	复查频率
垂体 MRI	GHD 首诊后未即刻用药或停药后再次用药的患者,若间隔一年以上,需复查头颅 MRI
安全性监测	
不良反应	每 3 个月以及每次就诊
其他	根据患儿病情而定

此外,GHD 患儿还应注意监测肾上腺皮质功能。PWS 患儿还应注意监测腰围、皮褶厚度、血脂水平、肝脏 B 超等。

在注重监测治疗效果的同时,整个治疗过程中应特别强调安全性的监测。每次随访,均应注意检查是否有不良反应发生。rhGH 治疗总体不良反应的发生率低于 3%。目前报道 rhGH 治疗的相关不良反应主要有良性颅高压、糖代谢的影响、甲状腺功能减退、股骨头滑脱、脊柱侧弯、诱发肿瘤的可能性、色素痣、手脚变大等。注射局部红肿及皮疹并不常见,中耳炎、胰腺炎、男性乳腺发育等亦有少数报道。

(1)良性颅高压:良性颅高压通常发生在治疗的最初几个月。60% 左右发生在开始治疗 6 个月左右。也有 22% 左右发生在治疗 2 年后。在器质性生长激素缺乏症、Turner 综合征、慢性肾功能不全患者中发生率较高。主要表现为:头痛、视力变差、恶心或呕吐等,如出现症状,可行眼底镜检查以协助诊断。

良性颅高压通常是可逆性的,停药或减少剂量后,症状会消失。症状重的,必要时可采取降颅压措施,如给予小剂量的脱水剂或利尿剂等。

(2)甲状腺功能减退:rhGH 治疗初数月内甚至治疗 1 年后,部分患儿可出现甲状腺功能减退。

rhGH 治疗前需全面评估甲状腺功能,排除中枢性甲减,甲状腺炎。若存在甲状腺功能减退,rhGH 治疗前,需调整甲状腺功能至正常,再合并 rhGH 治疗。在 rhGH 治疗过程中注意监测,每 3 个月复查甲状腺功能,若出现 FT_3、FT_4 水平低于正常,考虑左旋甲状腺素治疗,并根据血清 FT_3、FT_4、TSH 水平进行剂量调整。

(3)糖代谢异常:NCGS 和 KIGS 的数据表明 rhGH 治疗并不增加 1 型糖尿病的发病率。但 rhGH 长期治疗可降低胰岛素敏感性,增加胰岛素抵抗,部分患者出现空腹血糖受损、糖耐量受损。但多为暂时可逆的,极少发展为糖尿病。绝大多数患者在 rhGH 治疗中血糖维持在正常范围。

遗传因素、糖尿病、高血脂等代谢性疾病家族史,是糖代谢异常的高危因素。特别是 TS、PWS、SGA 为发生 2 型糖尿病的高危人群,此类患儿接受 rhGH 治疗后发生 2 型糖尿病的风险远高于正常人群,应根据病情权衡利弊,在充分知情同意的前提下决定是否进行 rhGH 治疗,并在治疗过程中密切监测患儿糖代谢相关指标。

所有患者在 rhGH 治疗前均应筛查空腹血糖、胰岛素;对筛查异常者进行口服糖耐量试验,排除糖耐量异常和糖尿病;治疗起始阶段每 3 个月监测糖代谢指标(空腹血糖及胰岛素,必要时餐后 2 小时血糖及胰岛素、HbA1c 等)。

(4)rhGH 治疗与肿瘤(新发肿瘤、肿瘤复发、继发肿瘤):GH- IGF_S 为有丝分裂促进剂,除对正常组织有增殖效应外,还参与多种肿瘤的发生、发展过程,并影响肿瘤的生物学行为。流行病学研究发现,血清 IGF-1 水平升高与乳腺癌、前列腺癌等相关。因此引起人们对

rhGH 与肿瘤相关性的担忧。

目前来源于国外几大数据库（NCGS、KIGS、OZGROW）的治疗资料显示 rhGH 治疗不会增加无肿瘤发生风险患者新发恶性肿瘤（如白血病、中枢神经系统肿瘤或颅外恶性肿瘤等）的发生风险。对肿瘤已治愈者，目前的数据未能表明 rhGH 治疗会增加肿瘤的再发风险。rhGH 治疗也不影响脑肿瘤、颅咽管瘤、白血病的复发。首发肿瘤为白血病和中枢神经系统肿瘤者，rhGH 治疗发生继发肿瘤的风险增加。但随着随访时间的延长，因使用 rhGH 使继发肿瘤发生危险增加的程度越来越小，对此尚有必要进行继续监测。

已有资料显示，rhGH 治疗患者中，肿瘤新发、复发和继发的发生率在器质性生长激素缺乏症（OGHD）较高，其次是慢性肾功能不全、Turner 综合征。绝大多数肿瘤复发发生在最初 2 年内，所以不提倡颅部肿瘤在放疗后 2 年内进行 rhGH 治疗，且在给予 rhGH 治疗前以及治疗过程中应仔细监测肿瘤进展或复发迹象。

为规避肿瘤的发生风险，在 rhGH 治疗前，所有患者均应详细询问病史、规范诊治、完善各项检查。对患肿瘤并正接受治疗的患者，禁用 rhGH 治疗。有肿瘤既往史的儿童，综合考虑肿瘤恶性程度、进展状态，慎用 rhGH 治疗。无肿瘤既往史儿童，应了解患儿是否有肿瘤家族史，尤其是有遗传倾向的肿瘤家族史如消化道肿瘤（结肠癌）；如必要可实验室检查肿瘤相关指标，如 CEA、CA242、AFP、β-hCG 等。

治疗前常规检查头颅 MRI，首诊后未即刻用药的患者，或停药后再次用药的患者，如果间隔一年及以上，需复查头颅 MRI。在治疗过程中严密随访，每 3～6 个月复查时，应注意视野、视力的改变，颅内压升高症状等。

（5）骨骼改变：股骨头滑脱、脊柱侧弯、手脚变大等：骨骼改变是由于生长过快所致，而非 rhGH 的直接不良反应。

股骨头滑脱多在生长速度过快、肥胖、性腺功能低下、甲减、甲旁亢等患者中发生。来源于数据库的资料显示，在器质性 GHD、Turner 综合征应用 rhGH 治疗的患者中，股骨头滑脱发生率高于其他治疗患者。因此，治疗前对可疑患儿应进行骨盆 X 线检查；治疗期间不鼓励患者进行剧烈运动，并严密随访患儿有无出现跛行、髋关节或膝关节疼痛等。

特发性脊柱侧凸的发病机制不明，在 Turner 综合征以及 Prader-Willi 综合征患者中发病率高于一般人群。因此对此类患者在治疗前及治疗过程中宜常规监测有无脊柱侧凸发生。若程度较轻，可及时与整形外科合作。

手脚变大多见于 Turner 综合征、治疗剂量较大、治疗开始时间偏晚、已至青春发育期后期的儿童。未经治疗的 Turner 综合征患儿躯干、手、脚相对较大，肩及骨盆较宽。rhGH 治疗过程中，随着身高的增长，手脚相应变大。可能是 Turner 综合征患儿自然病程的表现，也可能与应用大剂量的 rhGH 有关。

（6）色素痣：最初有研究报道应用 rhGH 治疗导致色素痣增加，但随后更多的研究认为 rhGH 治疗不会导致色素痣的增加，不会引起皮肤癌的发病风险增高。色素痣的发生与 HMB-45 有关。Turner 综合征患者的色素痣与 rhGH 治疗疗程无关。

（7）死亡率：近期两项关于死亡率的研究结论不一。法国的研究发现，接受 rhGH 治疗的儿童成年后死亡率增加，特别是接受高剂量 rhGH 治疗与死亡率相关。骨肿瘤、循环系统疾病、蛛网膜下腔出血、脑出血相关的死亡率增加，总体肿瘤相关的死亡率未增加。欧洲三个国家的相关研究则显示出不同的结果，76% 的死亡是意外死亡或自杀，未见因肿瘤或心血管疾病死亡的病例,rhGH 治疗并不增加死亡率。

目前的研究不能证实儿童期 rhGH 治疗与成年后死亡率增加有因果关系。但在治疗时应注意不要超剂量应用 rhGH 治疗,长期治疗的患儿还应注意监测血常规、凝血功能、心血管疾病等相关指标。PWS 患者应用 rhGH 治疗有出现死亡的报道,多见于极度肥胖的患者,死亡原因为呼吸系统问题以及意外等。但因缺乏 PWS 的自然死亡率报道,目前资料尚未证实与 rhGH 治疗有关。

(8)其他:文献报道的其他不良反应,如肾上腺皮质功能不全、胰腺炎、男性乳腺发育等虽较少发生,但亦应引起警惕。

胰腺炎数据库资料显示,有个别患儿在 rhGH 治疗期间或终止 GH 治疗近 5 个月以后发生了胰腺炎。这些患者为 Turner 综合征(其中 1 人是之前曾有胰腺炎和糖尿病病史)、GHD或其他一些综合征患儿。存在胰腺炎发生风险的见于,如使用过皮质激素、丙戊酸,或存在假性甲状旁腺功能减退。胰腺炎的发生是否与 rhGH 治疗相关抑或由原来存在的基础病引起,目前尚未明了。但胰腺炎属于严重疾病,因此,接受 rhGH 治疗的儿童如发生无法解释的腹痛,尤其若同时存在有高风险因素时,应作胰腺炎相关检查。

肾上腺皮质功能减退是近年逐渐引起重视的与 rhGH 治疗相关的不良事件。一般多发生于器质性生长激素缺乏症或特发性全垂体前叶功能低下接受 rhGH 治疗的患者,发生时间从 rhGH 开始治疗的数天至数年内不等。NCGS 所统计的接受 hGH 治疗人群中肾上腺皮质功能减退症的发生率与普通人群中继发性肾上腺皮质功能减退症的发生率相近。虽然少见,但仍应警惕,在 rhGH 治疗过程中(尤其对于多种垂体激素缺乏症的高风险人群)应密切监测肾上腺皮质功能状况(血基础皮质醇),对于 rhGH 开始治疗之前若已经存在肾上腺皮质功能减退的,应该先给予足量替代治疗。治疗过程若出现皮质醇降低,应及时予糖皮质激素(氢化可的松)替代治疗。

尽管 rhGH 治疗总体不良反应的发生率低于 3%。但为规避上述可能发生的不良反应,在 rhGH 治疗前应常规检查甲状腺功能,空腹血糖、胰岛素,必要时进行糖耐量、糖化血红蛋白检测;常规进行垂体 MRI 检测。

以下情况禁用 rhGH 治疗:活动性肿瘤、活动性精神病、严重肥胖、未控制的糖尿病、未控制的严重阻塞性睡眠呼吸暂停等。Bloom 综合征、Fanconi 综合征、Down 综合征等因有肿瘤发生风险,亦禁用 rhGH 治疗。

具有肿瘤家族史或患有下列疾病:中枢神经系统肿瘤、白血病;组织细胞增生症;颅咽管瘤;混合性性腺发育不良、家族性腺瘤息肉症、神经纤维瘤病等慎用 rhGH 治疗。对于重度肥胖、不能控制的体重增加、胃食管反流,呼吸道保护作用差、存在呼吸系统问题,特别是上气道梗阻的患儿,应慎用 rhGH 治疗。

对具有糖尿病高发风险的人群,应根据病情权衡利弊,在充分知情同意的前提下决定是否进行 rhGH 治疗。绝大多数肿瘤复发发生在最初 2 年内,所以不提倡颅内肿瘤患者在放疗后 2 年内进行 rhGH 治疗。

2016 年美国儿童青少年 GH/IGF-1 应用指南不建议对接受 GH 治疗的儿童和青少年患者常规进行心功能检查、双能 X 线吸收筛查以及血脂检测。推荐对 MPHD 导致的 GHD 患者在开始 GH 治疗后再次评估肾上腺和甲状腺轴的功能。

(梁 雁)

第二节 疗效评估及 rhGH 剂量调整

规范化治疗是获得良好疗效,减少不良反应的保证。身材矮小症患儿一旦明确诊断为 rhGH 治疗的适应证,即应坚持规范化治疗。rhGH 治疗总体应遵循个体化原则,采用早治疗、足剂量、长疗程。在 rhGH 治疗评估过程中,还应充分考虑医疗资源的合理配置,特别是投入与效益比、获益与风险评估,临床医师不宜单纯以社会、家长、患者对身高的满意度来决定治疗及疗程。

rhGH 规范化治疗

rhGH 虽然为身材矮小症患者带来了福音,但并非所有身材矮小症患者均需要或适合 rhGH 治疗。在身材矮小症的诊断过程中务必根据患者的病史、家族史、临床表现、体格检查和相关实验室及影像学结果等进行分析诊断。临床工作中必须严格掌握 rhGH 适应证,依据 GH 诊疗规范进行 rhGH 的临床应用。

1. **rhGH 治疗剂量和方法** rhGH 治疗可有效提高身材矮小症患者的生长速率、最终成人身高。治疗效果具有剂量依赖效应且存在个体差异,不同疾病的起始治疗剂量亦有所不同。国内外相关指南推荐的 rhGH 治疗剂量参见表 3-1。

rhGH 治疗应采用个体化治疗,宜从小剂量开始,最大量不宜超过 0.2U/(kg·d)。小于胎龄儿存在一定程度的 GH 抵抗,rhGH 治疗剂量高于其他病种;青春期 rhGH 治疗剂量高于青春期前的剂量。在治疗过程中,宜根据生长情况以及生化检测结果等适时进行剂量调整。采用每周 6～7 天给药方式,于睡前 30 分钟皮下注射。

常用注射部位:大腿中部外侧面,也可选择上臂和腹壁等处。1 月内不要在同一部位注射 2 次,两针间距 1.0cm 左右,以防短期重复注射导致皮下组织变性,影响疗效。

2. **疗程** rhGH 治疗疗程视病情需要而不同。来自 NCGS 大样本长期 rhGH 治疗的人群数据表明开始治疗的年龄越小,疗效越好;身高 SDS 随着治疗时间的延长而不断改善,治疗时间越长,身高 SDS 的改善越显著。为改善成年身高,应至少治疗 1 年以上。

3. **影响疗效的因素及疗效评价指标**

(1) 影响疗效的因素:rhGH 的治疗剂量、开始治疗的年龄、rhGH 的治疗疗程、治疗时身高、患者的骨龄、治疗的依从性、GH 受体及受体后转导途径的效能等均影响 rhGH 的疗效。开始治疗的年龄与疗效呈负相关;rhGH 剂量、治疗时身高、疗程、父母平均身高、骨龄、rhGH 治疗第一年的反应与疗效呈正相关。其中靶身高和第一年身高增长是影响 rhGH 疗效的最主要因素。

(2) 疗效评价指标:

1) rhGH 短期治疗效果评价指标:以身高 SDS 的变化为最好,生长速率、生长速率 SDS 或年生长速率变化可供参考。rhGH 治疗第一年有效反应的指标为:①身高 SDS 增加 0.3～0.5 以上;②生长速度较治疗前每年增加>3cm;③生长速率 SDS>1。

2) 长期治疗效果评价指标:成人身高 SDS、成人身高 SDS 与 rhGH 开始治疗时身高 SDS 的变化、成人身高与预测身高的差值、成人身高与遗传靶身高的差值。

4. **rhGH 治疗过程中剂量的调整** 临床通常根据病种、体重、青春期状态选择初始治疗剂量。在治疗过程中，rhGH 剂量调整的策略有：①根据体重 - 选择和调节剂量；②根据治疗反应 - 调节剂量；③根据性发育状态调节剂量；④根据生长预测模型（目前研究结果不同，尚未有统一的生长预测模型）；⑤根据血清 IGF-1 水平调整剂量。IGF-1 水平是评价 rhGH 安全性和依从性的主要指标。研究显示 IGF-1 水平与短期的身高增加有相关性，但血清 IGF-1 是否可作为判定 GH 治疗反应的指标还未在长期研究中得到证实。在治疗过程中应维持 IGF-1 水平在正常范围内。在依从性较好的情况下，若生长情况不理想，且 IGF-1 水平较低，可在批准剂量范围内增加 rhGH 剂量；在最初治疗 2 年后，若血清 IGF-1 水平高于正常范围，特别是持续高于 2.5SDS，可考虑减量。同时也应注意，在治疗的最初 6～12 个月，依从性好，且治疗剂量合适的情况下，若生长速率未增加，血清 IGF-1 水平未增加，通常提示继续 rhGH 治疗是无效的。需进一步评价诊断是否正确，应注意排除生长激素不敏感综合征或 IGF-1 缺乏或其受体缺陷等，二者对外源性生长激素治疗均无反应。

已有的 Meta 分析显示，低 / 高于正常范围的 IGF-1 与肿瘤及全因死亡率高有关，但目前最佳的促生长同时风险最小的 IGF-1 目标值未知，儿童期短期 / 长期的高 IGF-1 水平，远期效果未知，故 2016 年美国儿童青少年 GH/IGF-1 应用指南推荐基于 GHD 患儿的体重或体表面积来计算或调整 rhGH 剂量；建议将血清 IGF-1 水平作为监测患者依从性和随着 GH 剂量改变而变化的 IGF-1 生成情况的一个工具。

（梁　雁）

● 参考文献

1. 中华医学会儿科学分会内分泌遗传代谢学组. 对基因重组人生长激素在临床应用的建议. 中华儿科杂志，1999，37（4）：234.

2. 中华医学会儿科学分会内分泌遗传代谢学组. 矮身材儿童诊治指南. 中华儿科杂志，2008，46（16）：428-430.

3. 中华医学会儿科学分会内分泌遗传代谢学组. 基因重组人生长激素儿科临床规范应用的建议. 中华儿科杂志，2013，51.

4. Clayton P E，Cianfarani S，Czernichow P，et al. Consensus statement：management of the child born small for gestational age through to adulthood：A Consensus Statement of the International Societies of Pediatric Endocrinology and the Growth Hormone Research Society. J Clin Endocrinol Metab，2007，92：804-810.

5. Cook DM，Yuen KCJ，Biller BMK，et al. American association of clinical endocrinologists medical guidelines for clinical practice for growth hormone use in growth hormone-deficient adults and transition patients-2009 update. Guidelines for Use of Growth Hormone in Clinical Practice，EndocrPract，2009，15（Suppl 2），1-29.

6. Saenger P，Wikland KA，Conway GS，et al. Recommendations for the diagnosis and management of Turner syndrome. J ClinEndocrinolMetab，2001，86（7）：3061-3069.

7. Deal CL，Tony M，Höybye C，et al. Growth hormone research society workshop summary：consensus guidelines for recombinant human growth hormone therapy in Prader-Willi Syndrome. J Clin Endocrin Metab，2013.

8. Pedicelli S，Peschiaroli E，Violi E，et al. Controversies in the definition and treatment of idiopathic short stature（ISS）. J Clin Res Pediatr Endocrinol，2009，1（3）：105-115.

9. Ferguson LA，DNP，APRN，et al. Growth hormone use in children：necessary or designer therapy？J

Pediatr Health Care, 2011, 25: 24-30.

10. Kemp SF, Kuntze J, Attie KM, et al. Efficacy and safety results of long-term growth hormone treatment of idiopathic short stature. J Clin Endocrinol Metab, 2005, 90 (9): 5247-5253.

11. Molitch ME, Clemmons DR, MalozowskiS, et al. Evaluation and treatment of adult growth hormone deficiency: an Endocrine Society clinical practice guideline. J Clin Endocrinol Metab, 2011, 96 (6): 1587-1609.

12. Bell J, Parker KL, Swinford RD, et al. Long-term safety of recombinant human growth hormone in children. J ClinEndocrinolMetab, 2010, 95: 167-177.

13. Cutfield WS, Lindberg A, RapaportR, et al. Safety of growth hormone treatment in children born small for gestational age: the US trial and KIGS analysis. Horm Res, 2006, 65 Suppl 3: 153-159.

14. Karavitaki N, Warner JT, Marland A, et al. GH replacement does not increase the risk of recurrence in patients with craniopharyngioma. Clin. Endocrinol, 2006, 64: 556-560.

15. Stephen F. Kemp. Growth hormone treatment of idiopathic short stature: History and demographic data from the NCGS. Growth Hormone & IGF Research, 2005, 15: S9-S12.

16. Carel JC, Ecosse E, Landier F, et al. Llong-term mortality after recombinant growth hormone treatment for isolated growth hormone deficiency or childhood short stature: preliminary report of the French SAGhE study. J ClinEndocrinolMetab, 2012, 97 (2): 416-425.

17. Sävendahl L, Maes M, Albertsson-WiklandK, et al. Long-term mortality and causes of death in isolated ghd, iss, and sga patients treated with recombinant growth hormone during childhood in Belgium, The Netherlands, and Sweden: preliminary report of 3 countries participating in the EU SAGhE study. J Clin Endocrinol Metab, 2012, 97 (2): E213-E217.

18. Wilson TA, Rose SR, Cohen P, et al. The Lawson Wilkins Pediatric Endocrinology Society Drug and Therapeutics Committee, Update of guidelines for the use of growth hormone in children: the Lawson Wilkins Pediatric Endocrinology Society Drug and Therapeutics Committee. J Pediatr, 2003, 143: 415-421.

19. Cohen P, Rogol AD, Dea l CL, et al. Consensus Statement on the Diagnosis and Treatment of Children with Idiopathic Short Stature: A Summary of the Growth Hormone Research Society, the Lawson Wilkins Pediatric Endocrine Society, and the European Society for Paediatric Endocrinology Workshop. J ClinEndocrinolMetab, 2008, 93: 4210-4217.

20. Romano AA, Allanson JE, Dahlgren J, et al. Noonan syndrome: clinical features, diagnosis, and management guidelines. Pediatrics, 2010, 126: 746-759.

21. Cohen P, Rogol AD, Howard CP, Bright GM, Kappelgaard AM, Rosenfeld RG, American Norditropin Study Group. Insulin growth factor-based dosing of growth hormone therapy in children: a randomized, controlled study. J ClinEndocrinolMetab, 2007, 92: 2480-2486.

22. Mehul Dattani, Michael Preece. Growth hormone deficiency and related disorders: insights into causation, diagnosis, and treatment. Lancet, 2004, 363: 1977-1987.

23. Davenport ML, Sabine M. P. F. de Muinck Keizer-Schrama. Growth and growth hormone treatment in Turner syndrome. International Congress Series, 2006, 1298: 33-41.

24. Kjellberg H, Wikland KA. A longitudinal study of craniofacial growth in idiopathic short stature and growth hormone-deficient boys treated with growth hormone. Eur J Orthodontics, 2007, 29: 243-250.

第七章
身材矮小症临床治疗的常用药物

第一节 生 长 激 素

一、药用生长激素的发展史

生长激素（growth hormone，GH）用于治疗儿童生长激素缺乏症已经有 60 余年历史。最初的 GH 来源是动物垂体提取，但随后被证实在人体无活性。1956 年首次成功从人的垂体中提取到 GH（pituitary human growth hormone，phGH），这是第一代 GH。第一代 GH 来源有限，产量低，而且可因被污染而导致接受治疗的患儿发生致命性神经系统疾病：Creutzfeldt-Jacob 病（克 - 雅病），故自 1985 年起，被宣告停用。20 世纪 80 年代早期，美国基因公司借助基因重组技术，利用大肠埃希菌合成 GH，也称基因重组人生长激素（recombinant human growth hormone，rhGH），此为第二代 GH。第二代 GH 所采用的是大肠埃希菌包涵体技术，合成的 rhGH 为 192 肽产物，因与天然 191 肽 GH 结构不同，容易产生抗体而影响其长期的临床疗效。20 世纪 80 年代中期，在原有的大肠埃希菌基因重组技术基础上，去除 N 端多余的蛋氨酸，从而生产出与天然 GH 结构完全相同的 rhGH，此为第三代 GH。20 世纪 80 年代末期，首次从哺乳动物细胞中合成了第四代 GH，因 GH 是在哺乳动物细胞内合成、翻译，并且是以穿过细胞膜自然分泌形式而非经细胞裂解或膜渗透休克方式抽提 GH，也不会污染大肠埃希菌蛋白，故而被认为更接近天然 GH、也更安全。20 世纪 90 年代，采用分泌型大肠埃希菌基因表达技术，产物直接分泌于菌体之外，所合成第五代 rhGH 在氨基酸含量、序列和蛋白质结构上与人垂体生长激素完全一致，生物活性、效价、纯度和吸收率极高，安全、有效、稳定。自 20 世纪 80 年代 rhGH 问世以来，多方面的药理和毒理试验显示，rhGH 是一个安全的药物。目前，rhGH 已经广泛应用于临床，而且已经使许多垂体性侏儒症患儿获益。

二、各剂型及其特性

1. **冻干粉剂**　是重组人生长激素注射用冻干粉针剂，每 1mg～3.0IU，每支 GH 含量按不同生产厂家的产品而异。该剂型不含有抑菌剂，注射时需以无菌注射用水溶解后，以一次性无菌注射器注射。

2. **水剂**　是重组人生长激素注射液，有两种包装。一种为卡式瓶包装：国产药品的规格为 15IU（5mg）/3ml/ 瓶或 30IU（10mg）/3ml/ 瓶两种；进口药品规格为 5mg/1.5ml。该剂型的 rhGH 含有符合药典规定的抑菌剂（如苯酚），可多次反复注射。无需溶解，直接以一次性无菌注射器抽取注射，或者使用特殊配套装置（电子笔式注射器）注射。

另一种为预灌封包装：国产药品的规格为 2IU（0.66mg）/0.4ml/ 支和 4.5IU（1.5mg）/0.9ml/支；进口药品规格为 5mg/1.5ml。该剂型的 rhGH 不含有抑菌剂，不需其他注射装置，一次性使用。

上述两种制剂均需每日注射。

3. 长效制剂 聚乙二醇重组人生长激素注射液，为我国自主研发的长效 GH 制剂，目前已经上市。规格为每瓶 54IU（9mg）/1ml。无需溶解，直接以注射器抽取注射，注射频率可每周一次。正在研发的聚乙二醇重组人生长激素注射液的卡式瓶包装及配套的电子笔注射器，将增加患者的注射方式的选择。

三、生长激素规范化注射

1. 注射途径 有文献报道 GH 皮下与肌内注射两种给药方式的效果相同，皮下注射通常比肌内注射能带来更高的血清 GH 浓度，但所产生的胰岛素样生长因子 1（IGF-1）的浓度却是一致的，但一般情况下，rhGH 的冻干粉剂和水剂均皮下注射。长效 rhGH 只有皮下注射的药代动力学资料，肌内注射的效果如何，是否安全等，目前暂无资料显示。

常用的注射部位为腹部、上臂外侧三角肌下缘、大腿外侧中部。腹部应避开脐部，选择以肚脐为圆心的直径 3cm 左右圆形注射部位。每次注射完毕应将针头在皮下停留 6 秒左右，以确保药物完全注射入体内。应各个部位轮流注射，避免在同一部位长应期反复注射，一般 1 个月内不要再同一部位注射两次以上。两针间距 1.0cm 左右，以防短期重复注射导致皮下组织变性，影响疗效。

2. 注射时间和频率 人体 GH 分泌呈脉冲性，小儿的 GH 分泌脉冲频率多在夜晚深睡眠期间。这种 GH 的自然分泌方式对于代谢和生长方面的意义目前尚不清楚，但目前还是主张 GH 替代治疗应尽可能模拟这种现象。短效 GH 采用一周 6 天或 7 天给药的方式。因此，冻干粉剂和水剂两种剂型的 rhGH，是需要每周 6～7 天晚上临睡前 30 分钟接受一次皮下注射。长效 GH 制剂因可较长时间维持有效浓度，仅需一周一次皮下注射，不必拘于睡前注射，但尽量保证每次在同一时间点注射。

3. rhGH 治疗剂量 rhGH 提高身材矮小症患儿的生长速率、改善其最终成人身高的效果具有剂量依赖效应且存在个体差异，不同疾病的起始治疗剂量亦有所不同。依据我国中华医学会儿科学分会内分泌遗传代谢学组所拟定的《基因重组人生长激素儿科临床规范应用的建议》，目前所建议的 rhGH 治疗剂量参见第三章表 3-1。

除表 3-1 所述的适应证外，rhGH 在国内新获批的适应证有 Noonan 综合征和 SHOX 基因缺陷所引起的儿童身材矮小或生长障碍，建议剂量如下：Noonan 综合征：33～66μg/（kg·d）；SHOX 基因缺陷：50μg/（kg·d）。

4. 生长激素的注射装置 注射装置包括：一次性无菌注射器和注射笔。

四、常见不良反应、发生机制及处理原则

具体内容参见第六章"身材矮小症儿童治疗过程中的监测、疗效评估及 GH 剂量调整"。

（李燕虹）

第二节　促性腺激素释放激素类似物

促性腺激素释放激素类似物药理性质

（一）促性腺激素释放激素及其类似物的性质和作用

天然的促性腺激素释放激素（gonadotropin rereasing hormone，GnRH）由下丘脑的神经元合成，以脉冲形式释放进入到垂体门静脉循环，并能接触和激活垂体的分泌促性腺激素（Gn）细胞受体，使黄体生成素（LH）和卵泡刺激素（FSH）释放。GnRH 释放的频率和幅度决定了 Gn 的量。分泌 Gn 的细胞能自身调节其负载的 GnRH 受体数量。在收到内源的 GnRH 脉冲信号或人工合成的具生物活性的 GnRH 短时刺激（单剂的 GnRH 给予）时，GnRH 受体量上调，产生释放 Gn 生物效应。如此垂体细胞长期地暴露在 GnRH 的刺激下，将会失去它对同样刺激时的敏感性。但这种去敏感的过程是短时而可逆的，也是普遍的适应性的生物学现象。

天然的 GnRH 是由 10 个氨基酸组成的多肽。前 3 位的氨基酸与激活受体有关，第 5 位和第 6 位氨基酸与该多肽代谢稳定性和对受体的亲和力有关，第 9 位和第 10 位氨基酸与肽的活性有关。天然的 GnRH 不具有其独特的血浆结合蛋白，使其会迅速地被酶分解以及在门静脉系统内被稀释，故其半衰期仅 15 分钟。促性腺激素释放激素类似物（gonadotropin releasing hormone analog，GnRHa）是将天然的下丘脑释放的促性腺激素释放激素的结构经人工修饰加工后生成的结构变更的药物制剂。

GnRHa 与天然的 GnRH 生物活性主要不同是包括了受体 - 配体作用及其后的信号通路活性改变。多种已用于临床的 GnRHa 制剂是在天然的 GnRH 肽链特定位置上，被 1 个到 2 个不同的氨基酸替代，改变了天然肽原来的活性。如第 6 位上的甘氨酸被替代后，可延长合成肽在体内被清除时间，第 10 位被替代可增加合成肽的生物活性等。以上结构改变使合成的 GnRHa 产生的生物效应增加了对受体的亲和力，生物活性增加（它不与血浆蛋白结合），对蛋白水解酶降解有抵抗力而增加了在细胞外间隙的堆积和延长了血浆半衰期。不同的制剂替代的氨基酸有所不同。GnRHa 被清除时间延长使它在血液循环内停留时间延长，持续地作用于 GnRH 受体以及它与受体结合后配体 - 受体复合物在细胞内的降解变慢，并改变了其所激活的受体后通路的活性。最终使分泌 Gn 细胞受体去敏感和受体降调节。长期的 GnRHa 暴露使机体失去了对内源的 GnRH 的应答，是 GnRHa 用于临床治疗的基础。

（二）GnRHa 制剂与治疗应用相关临床药代动力学

目前，已有的 GnRHa 制剂有非缓释型的单剂和由缓释剂包埋的缓释型制剂。无缓释剂的短效的单剂 GnRHa（0.1mg）皮下注射后 0.6 小时左右达到峰浓度，可维持 12 小时或更长。因制剂的缓释剂不同，其具有不同的持续作用时间，缓释剂型有效作用时间有 4 周、3 个月和 12 个月甚至更长的制剂。给药途径有皮下注射、肌内注射和皮下埋置。缓释型制剂是由单一的小分子构建的高分子多聚酯体聚合物制作的微球，将 GnRHa 包埋其中。这些高分子物质构建的微球会在体内逐步崩解，GnRHa 从其内缓慢释出。例如用作亮丙瑞林（Leuprorelin）的缓释微球成分是羟基酸的高分子多聚酯体，主要成分有聚乳酸（PLA）和（或）以不同比例的聚乳酸 / 羟基乙酸（PLGA）组成的两类。这些高分子多聚体物质具高度脂溶性和水溶性，使 GnRHa 可以从这些微球中释出。这些作为携带系统的高分子物质本身能在体内缓慢分解，形成乳酸和羟基乙酸，后者是正常人体组织和血液中可检出的成分而具其安全性。注射后开始 14 天内，药物在注射局部从 PLGA 微球内的释出是依靠弥散依赖机制，但其后是靠共聚物降解依赖释放机制。14 天后的释出会受到其他因素影响，例如 PLGA 自发的水解率。3 个月或更长时间的制剂，是用更大分子量的多聚体微球作为携带体。

缓释期 1 个月的剂型，注射后 3 小时微囊崩裂，GnRHa 释出至血内达到稍高于治疗需要水平，其后稍有所下降。曲普瑞林（Triptorelin）和亮丙瑞林于注射后分别于 24 小时至 3 天起至下一次注射期间内血浓度达到稳态，维持至 4 周后开始下降，5～6 周起逐步降到低于治疗需要浓度至几乎不能测出。维持 3 或 6 个月缓释制剂的总剂量虽然高于 1 个月的剂型，但它们之间的区别主要在于是缓释携带系统不同。分子量更大的携带系统使 GnRHa 能持续更长时间缓慢地释出，持续维持在能抑制性腺轴效果的血浓度，但开始释出浓度和稳态时的浓度均并不会高于一个月的制剂。缓释期 3 个月和 6 个月的剂型注射后 7 天起至下一次注射期间 GnRHa 浓度达到稳态，其时的浓度与一个月剂型相仿。在前列腺癌患者的研究中显示，在建议应用的剂量范围内，GnRHa 制剂持续的应用时，血清促性腺激素和性激素水平不依赖于药物的剂量，增加剂量并不会使治疗目标（降低性激素）更低下。此现象被认为是药物对性腺轴的影响（药物目标效应）的一种普遍的适应性生物学现象。目标效应决定于细胞对刺激判断的敏感性，而非呈血清浓度依赖性。此现象同样适用于对中枢性性早熟，美国的研究显示大剂量并未能显示更佳的目标疗效。

（三）GnRHa 各类制剂的临床应用

目前，用于临床应用的 GnRHa 主要是激动型的 GnRH 制剂，有曲普瑞林（triptorelin）、亮丙瑞林（leuprorelin）、布舍瑞林（buserelin）、戈舍瑞林（goserelin）、组氨瑞林（histrelin）等。已开发的拮抗型的制剂（antagonist）尚未正式在临床应用。

对中枢性性早熟，目前国际上普遍应用的是缓释型的亮丙瑞林和曲普瑞林，每月一次 3.75mg 的制剂，不同制剂产品的说明书建议剂量范围可宽达 0.03～0.18mg/kg，国内中枢性性早熟指南（2015）建议剂量为 0.08～0.1mg/kg。由于希望减少注射频度，某些国家对儿童中枢性性早熟有应用 3 个月或更长时效的制剂，证明能具有与 1 个月制剂类同效果，但尚未普遍应用。中国国内尚未批准较长效制剂用于中枢性性早熟，也尚无具指导意义的文献可参考。皮下埋置长效的制剂，如组氨瑞林（50mg），药效能维持 12～24 个月。虽然避免了频繁的注射，但埋置部位组织的局部反应或萎缩，植入体的自发脱出甚至局部感染是难以被接受的不良事件。埋置型剂型目前未能普遍应用于儿童青少年。

GnRHa 非缓释的制剂（1.0mg），在儿童青少年主要用于性早熟的诊断。性早熟诊断虽然普遍应用天然 GnRH 结构的制剂（戈那瑞林），但非缓释的 GnRHa 制剂也能有效激发 LH 和 FSH 释放而能用于诊断，并已被相关国际共识认可。非缓释型 GnRHa 的激发作用比天然 GnRH 强数十倍。由于药代动力的差异，此制剂用于激发试验时，激发峰值在 60～120 分钟出现（比戈那瑞林至少迟半小时）。但需要强调的是，用 GnRHa 制剂诊断中枢性性早熟的 Gn 激发峰值需要建立自身的实验室试验参照值。

（四）GnRHa 常见不良反应及处理原则

已有报道的不良反应：治疗中枢性性早熟常用的 GnRHa 制剂亮丙瑞林和曲普瑞林一

个月的缓释型制剂总体是安全的。已有报道的大多数不良反应不影响继续治疗，但也有少数较明显的不良反应需要关注。最常见的不良反应是注射局部的过敏反应或不适（5%～10%）。其次，由于治疗开始时 GnRHa 对 Gn 受体的激活使性激素升高（点火效应），但随之的抑制使性激素下降（雌激素撤退），部分女孩注射后第一个月内可发生阴道出血。但继续注射不再发生。雌激素撤退也可致血管舒缩功能不稳定，表现为全身的灼热感、出汗（酷似更年期综合征表现）。少数发生高泌乳素血症。此外有恶心、便秘。极少数发生较明显的全身性过敏反应。为此，接受第一次注射时，需在注射医疗场所留观至少半小时为宜。三四个月缓释制剂的以上发生率会较 1 个月的多见。极少数报道，应用亮丙瑞林发生注射部位的无菌性脓肿。一旦发生，局部外科处理后建议更改制剂。

（五）中枢性性早熟 GnRHa 治疗中的线性生长减速

部分中枢性性早熟患儿接受 GnRHa 治疗后会发生线性生长速度的显著下降而影响了为改善因早熟引起的成年身高受损的治疗目标。青春期生长具其特有模式，需要以此为切点认识和解读此事件。

1. 骨生长板软骨细胞增殖规律与青春期线性生长模式　骨生长板前软骨细胞的增殖和软骨细胞肥大是长骨得以长长的基础，但是骨的前软骨细胞的储备量是固有的，随着年龄增长伴随的骨的线性生长，其剩余的可增殖的前软骨细胞数量将逐步减少至耗尽。线性生长除了细胞数量增加外还决定于细胞的肥大，它与促生长素轴（生长激素 - 胰岛素样生长因子 -1）和生长板上其他的诸多生长因子和转录因子有关。临床伴随的现象是与年龄和青春发育期相关的生长速度改变。发育时雌激素作为促分裂因子角色促前软骨细胞分裂增殖以及诱导促生长素轴活性增加（胰岛素样生长因子随发育期成倍增加），两者是青春期呈现高速生长时相（PHV）的重要诱导者。但是，促进前软骨细胞增殖分裂的同时也消耗了软骨细胞的储备，即剩余生长潜能的消耗，临床表现为与生长时相的年龄分期相关的生长模式（速度）的差异。青春期是非均速的生长，呈现了生长加速 - 减速 - 至生长停止的特有的生长模式。生长激素缺乏患儿的青春期也有仅由雌激素诱导的生长加速，但因缺乏生长激素，所以 PHV 的峰速度远低于正常儿童。软骨细胞增殖分裂是骨成熟的过程，骨龄反映了此过程，是判断骨生长潜能临床标记。

性早熟患儿由于性激素提早分泌，使其生长板受性激素（雌激素）提前暴露，前软骨细胞增殖加速，因而在线性生长加速同时提前消耗了骨的生长潜能。临床表现为骨龄超越年龄，骨龄较年龄提前得越多，剩余的生长潜能越低。

2. GnRHa 治疗中枢性性早熟改善成年身高的机制　改善成年身高是 GnRHa 治疗中枢性性早熟较主要的目标。中枢性性早熟致成年身高低减缘于前述雌激素提前暴露所致骨龄加速，损害（消耗）了患儿的生长潜能，使"剩余的"可生长余地减少。GnRHa 实现改善成年身高的机制是经 GnRH 受体降调节而抑制垂体促性腺激素的释放，阻抑性腺性激素分泌，延缓骨龄增长，从而保留骨生长板的生长潜能，实现身高年龄对骨龄的"追赶"。显然，此过程并非靠加速生长，而是延长可继续生长的时间。一般治疗 2 年，对诊断时预测成年身高而言，可使最终改善成年身高 5cm 左右。已有观察证实，GnRHa 开始应用的年龄和骨龄越小，成年身高改善的幅度越大。从骨生长板剩余生长潜能的机制出发可以理解为小年龄可"追赶"的空间更大。同时，从剩余生长潜能的角度也可以理解了为何在国际、国内性早熟的诊治指南中指出，停止 GnRHa 治疗的指征是女孩骨龄达 12.0 岁、男孩骨龄达 13.0 岁，继续延长治疗并不能实现改善成年身高的目标。自然的生长速度与骨龄相关，达到以上骨龄界限后相应的生长速度一般会每年低于 5cm，女孩骨龄≥13 岁时生长速度每年 3～4cm，骨龄 14 岁后每年≤2cm。男孩类推。这是国际生长发育学创始人 Tanner 在 20 世纪 60 年代的重要建树：能按骨龄了解个体生长已完成最终身高的百分比，成为按骨龄能预测成年身高的基础。

3. GnRHa 治疗中枢性性早熟中线性生长减速的解读和可能机制　中枢性性早熟在 GnRHa 治疗中会发生线性生长速度下降，对此要从两个方面认识。对于开始治疗时骨龄小于 10 岁，或患儿治疗前正处在青春期高速生长期间者（发育期 B3 或 G3），GnRHa 治疗后半年内此高速生长会回落至青春前期生长速度（每年 4～5cm）。此回落显示 GnRHa 有效地抑制了垂体 - 性腺轴，控制了雌激素刺激生长板增殖加速（骨龄提前，生长潜能被消耗），回落也提示了 GnRHa 治疗有效（保留了生长潜能）。但是，当部分患儿在治疗后 1～2 年后，生长速度每年低于 4cm 时，则应该认为是过度减速。

对于过度减速的机制尚未完全明确，但已有研究认为减速与促生长素轴没有确切关系。减速患儿的生长激素分泌和 IGF-1 水平与治疗前相比无明显改变，依然在原相应发育期的高水平。但减速与骨龄相应进展密切相关是不少研究的发现（生长潜能下降）。但也可能有发生在受体后的未明机制。

4. 生长减速判断和克服对策　发生过度减速时需要判断是否真正"减速"。基于前述青春期生长规律和骨龄作为反映骨生长潜能的标记的原则。判断要点是评估减速时的骨龄以及按历年的线性生长参数了解在接受 GnRHa 治疗之前是否已经历了青春期高速生长（PHV）。如果治疗前已经历了 PHV 或减速时骨龄女孩≥12.0 岁，男孩≥13.0 岁，这是生长板潜能已开始减少的表现，生长减速就不能完全归咎于与 GnRHa 治疗有关。如骨龄低于以上界限，GnRHa 治疗后 1～2 年时生长速度每年低于 4cm，应判断为过度减速。当然，骨龄与生长速度的关系是有个体差异的，尤其是（身高）遗传因素。

对过度减速者，如果治疗前发育期已在 B3 或 G3 而没有呈现过 PHV，应该做相关检查，以了解是否原来就有生长激素缺乏。对有过正常的 PHV 者发生减速，预测身高达不到人群的或按遗传判断的 -2SD 水平时，有干预必要。

克服减速应用最多的是 GnRHa 联用生长激素。国际、国内都已有研究认为能提升生长速度。建议的剂量每周在 1.0～1.2IU/kg。应用后的第一年生长速度因骨龄而异。对女孩而言，骨龄≤12 岁者，能提升到每年 6～8cm，但随疗程延长会有疗效衰减现象，治疗 6 个月后的生长速度会比前 6 个月约减慢低 1/3，在第二年更甚。骨龄大于 13 岁者一般只能达到每年 5cm 左右，同样也有随疗程的疗效衰减，且更明显。同时，疗效的个体差异较大。骨龄超过 14 岁者联用几乎难以实现加速。更需注意的是，生长速度与血清 IGF-1 水平并不相关，有时 IGF-1 超过了发育期相应 +2SD 水平，甚至达 +3SD 时亦不能使生长加速。因此，应用过程中需认真评估疗效、能达到的预期目标以及安全性之间的平衡，确实不能增加生长速度时应及早撤除停用。需要强调的是，应用生长激素克服此减速还不是国际上已经批准的生长激素应用指征。国内《中枢性性早熟诊治共识》明确指出不建议常规联用基因重组人生长激素治疗克服减速。对于过度减速决定联用生长激素时需要非常谨慎，除了合理评估可能达到的疗效外，更需严格评估不良反应风险。例如有肿瘤家族史，原有自身免疫性疾病或接受过烷化剂治疗等会致生长激素不良反应的风险因素，治疗中要严密观察不良反应。

（杜敏联）

第三节　芳香化酶抑制剂

一、芳香化酶抑制剂性质

芳香化酶（aromatase enzyme）属于细胞色素 P450 酶超家族成员，编码基因为 *CYP19A1*，定位于 15q211。芳香化酶广泛存在于下丘脑、性腺、肝脏、肌肉、脂肪、皮肤及骨骼等组织，是催化雄激素（雄烯二酮及睾酮）向雌激素（雌酮及雌二醇）转化的关键酶和限速酶。无论在男性还是女性，体内雌激素的水平均与芳香化酶活性相关。芳香化酶抑制剂（aromatase inhibitors，AI）可减少体内雌激素的产生，自 20 世纪 70 年代问世以来，一直用于治疗如乳腺癌等雌激素相关的肿瘤。但自从 20 世纪 90 年代相继报道了芳香化酶缺乏症及雌激素受体抵抗的男性病例，并发现他们的骨骺一直不能闭合以后，目前普遍认为，无论在男性还是女性，雌激素才是促进骨龄成熟、触发骨骺闭合的关键激素，因此，AI 也被用于矮小患儿（如特发性矮小），以期通过延缓骨龄增长从而改善其成年身高。因 AI 阻断了体内雄激素向雌激素的转化，雄激素水平会显著增高（尤其是已经进入青春期者），因此，使用 AI 改善成年身高的这种治疗一般只能用于男孩，而不建议在女孩中使用。AI 用于 McCune Albright 综合征女孩，或先天性肾上腺皮质增生症（包括女性患儿）方面，则不在本书叙述范围内。

二、已有剂型和特点

AI 分为 I 型和 II 型。两者结构相似。I 型为甾体类 AI，是雄烯二酮的衍生物。与芳香化酶结合后可使得酶活性失活，而且这种结合是不可逆的，因此芳香化酶活性的失活作用持久而不容易反弹。此类 AI 的药物包括：睾内酯酮（testolectone），为 1 代 AI，早年也曾用于性早熟女孩以减少雌激素水平，福美司坦（formestane）、依西美坦（exemestane，aromasin）分别为 2 代、3 代 AI，一般用于治疗乳腺癌、子宫内膜癌等，而较少用于矮小症患儿延缓骨龄。II 型为非甾体类 AI，通过与细胞色素 P450 的血红素结合，干扰甾体合成的羟基化过程，从而减少雌激素生成。II 型 AI 的作用是可逆的，停药后可出现芳香化酶活性反弹性增高，其代表性药物包括氨鲁米特（aminoglutethimide，也称氨基导眠能）、法曲唑（fadrozole）、阿那曲唑（anastrozole）及来曲唑（letrozole）。氨格鲁米特为 1 代 II 型 AI，除抑制芳香化酶活性外，尚可抑制碳链裂解酶的作用，使皮质醇的合成减少，因此可能导致皮质醇低下（发生率高达 60% 左右），若使用则需要注意同时氢化可的松替代治疗。阿那曲唑及来曲唑同为三代 II 型 AI，也是目前经常被用于改善矮小患儿成年身高的 AI。有限的一些药物动力学方面的研究显示，来曲唑对于芳香化酶的抑制作用可能优于阿那曲唑，也是几种 AI 中作用最强的（各种 AI 制剂的名称及作用强度见表 7-1）。

表 7-1　芳香化酶抑制剂的分类、作用强度及参考剂量

甾体类芳香化酶抑制剂	非甾体类芳香化抑制剂	分类	对雌激素的抑制程度（%）	参考剂量
睾内酯酮		1 代	<90.6	125mg/ 次，2 次 /d
	氨鲁米特	1 代	90.6	250mg/ 次，4 次 /d

续表

甾体类芳香化酶抑制剂	非甾体类芳香化抑制剂	分类	对雌激素的抑制程度(%)	参考剂量
福美司坦		2代	91.9	125mg/次,2次/d
	法曲唑	2代	92.6	2mg/次,2次/d
依西美坦		3代	98	25mg,1次/d
	阿那曲唑	3代	97.3	1mg/d
	来曲唑	3代	>99.1	2.5mg/d
	伏罗唑	3代	89	2.5mg/d

三、临床应用及疗效

（一）AI已有的临床应用范畴

如上所述，基于 AI 的作用机制，理论上，对于矮小男孩，包括特发性矮小（ISS）或体质性生长和青春发育延迟（constitutional delay of growth and puberty, CDGP）患儿，AI 似均可经延缓骨龄增长，从而改善其成年身高。按其作用机制，AI 应该在矮小患儿进入青春期后才使用。AI 可单独使用，或联合应用 GH 以改善成年身高。至今，已经有许多此方面的研究结果的报道，但关于 AI 最终能否真正改善矮小男孩成年身高，仍有一定争议。

（二）已有临床应用的经验和疗效

近年，几篇随机-安慰剂对照研究结果显示，ISS 或 CDGP 患儿，接受 AI（来曲唑或阿那曲唑）治疗，疗程 1～3 年，结束治疗的时候，预测成年增加 5.1～6.7cm，显著高于安慰剂组。已经进入青春期的患儿使用 AI 过程，雌激素水平很低，但睾酮水平显著增高，同时，他们的垂体促性腺激素水平增高，推测是来曲唑等 AI 阻断雌激素生成后，减少了雌激素介导的对垂体性腺轴的负反馈作用，而垂体促性腺激素水平的增高，从而进一步促进睾丸产生睾酮，使体内睾酮水平显著升高。虽然睾酮水平极高，但骨龄的进展是延缓的。但是，与使用 GnRHa 治疗不同的是，使用 AI 的患儿仍能保持青春期的身高生长速度，即使有研究观察到他们的 IGF-1 仅处于青春前期水平，这提示应该是雄激素直接介导的促生长作用。

虽然上述研究显示 AI 治疗可改善 ISS 或 CDGP 患儿的预测成年身高，但有个体差异。终止治疗后，接受治疗者最终所达到的成年身高并非都较理想。CDGP 患儿，使用睾酮诱导青春发育（6 个月）的同时，接受来曲唑或安慰剂治疗（疗程 1 年），合并来曲唑治疗组的近成年身高水平显著高于安慰剂组（来曲唑组近成年身高 175.8cm，安慰组则仅 169.1cm，且相当部分患儿未能达到遗传靶身高）。但是，对于 ISS 患儿的观察结果则不如人意。ISS 患儿接受 2 年来曲唑治疗后，预测成年身高确实高于安慰剂组，但停药 4.2 年后，两组的预测成年身高的差别已经没有统计学意义。但是，这些 ISS 患儿中，有部分是在青春前期就接受 AI 治疗了，直至终止治疗时候，他们仍未有青春期启动，这应该是会影响研究结果的很重要的原因之一，也提示进入青春期后才使用 AI 效果可能会更好。已经有研究报道 GHD 或 ISS 的青春期患儿联合使用 GH 和 AI 可以有效改善预测成年身高。

如上所述，虽然已经有很多研究显示 AI 可改善矮小男孩的成年身高，但时间尚短，还需积累更多的循证依据证实 AI 能改善矮小男孩的成年身高。使用过程，必须仔细观察看是否有不良作用。而且，必须注意的是，AI 目前对于矮小症儿童并非常规治疗，也是属于超说明书用药。

四、常见不良反应、发生机制及处理原则

由于 AI 阻断了雄激素向雌激素的转化，可能会发生激素和生化状态改变相关的代谢和临床表现，需要治疗中监控。

（一）雄激素水平显著增高

由于 AI 抑制了雄激素向雌激素的转化，使雄激素"堆积"而升高。接受 AI 治疗的患儿雄激素显著升高，表现为男性第二体征会进展较快或较为显著，包括睾丸容积增大及外生殖器发育期进展较快和阴毛增多，痤疮，皮脂腺分泌多、体味浓重、用药后开始变声进程加快等，因而会引起患儿及家长的心理负担。但高雄激素血症并不伴骨龄加速，反而是在其治疗目标内受抑制。高雄激素症状明显的患儿，甚或为了减少高雄激素症状，可联合抗雄激素药物：螺内酯（spironolactonum）治疗，1～2mg/（kg·d），分次口服。螺内酯可与双氢睾酮竞争靶组织的雄激素受体，也可通过降低 17-α 羟化酶活性而使血中睾酮和雄烯二酮水平降低，可部分缓解高雄激素症状。若患儿高雄激素症状十分显著且无法耐受，则需停止 AI 治疗，停用后高雄激素的症状可逆转。

（二）对代谢的可能影响

AI 治疗过程中需关注胰岛素、血脂、血糖水平，骨密度以及认知能力等方面是否有受影响。已有观察研究表明，AI 治疗并不会影响低密度脂蛋白或甘油三酯水平，但高密度脂蛋白水平可能会稍降低（文献提示大约降低 0.5mmol/L 左右）。空腹胰岛素水平可能增高。但这些均为暂时性的，一般停药后即可恢复。AI 治疗可能使患儿血红蛋白水平稍增加，但迄今未见到导致血栓形成的报道。

即使在男性，雌激素水平对于骨量增长与维持也是有一定作用的。因此，过低雌激素水平理论上可能影响他们的骨量及骨密度。但随机对照研究显示，矮小症男孩接受 AI 治疗过程中，骨密度的增加与安慰剂组相似。对于一组 GHD 患儿的观察也显示，GH 联合 AI 治疗（疗程 3 年）与 GH 联合安慰剂者相比，骨密度无差别。一些回顾性分析显示，CDGP 患者曾在青春早或中期接受过来曲唑治疗的，成年后脊柱椎体形态正常，但有一些曾接受过 2 年来曲唑治疗的 ISS 者（有些患儿是在尚未有青春明显启动时候就开始 AI 治疗的），成年后的椎体有轻微改变，虽然他们无临床症状或不适，但还是需要引起警惕。此外，雌激素还参与人类认知能力的调控，虽然目前的研究均显示，AI 治疗对于青少年男孩的认知能力没有影响，但仍需更多病例观察才能定论。动物实验观察到芳香化酶活性与精子数量、活力有关，因此，AI 治疗是否会影响男孩远期生育力，也是大家关心的问题。这方面的研究不多。接受来曲唑治疗的 CDGP 或 ISS 者中观察到抑制素 B 及睾丸发育水平均正常。目前仅有的一篇研究显示，接受过 GH 联合阿那曲唑治疗的青春期男孩，与单独接受 GH 治疗者相比，18 岁时候的精子数量和活力无差别。

（李燕虹）

第四节　蛋白同化类固醇激素

一、蛋白同化类固醇激素的性质和生物活性

蛋白同化类固醇激素（anabolic androgenic steroids，AAS）是指一类由雄激素衍生而来

的甾体类激素,除具有雄激素样作用外,尚具有蛋白同化作用,可促进机体合成蛋白及降低蛋白分解。广义 AAS 包括雄激素及其前体、人工合成的雄激素衍生物、从动植物中提取的具雄激素样及蛋白同化作用的物质,但一般情况下,AAS 即是指人工合成的雄激素衍生物,在减弱了雄激素作用的同时强化了蛋白同化作用的制剂。

AAS 具有与雄激素相似的活性:①通过结合细胞的雄激素受体而下传其作用(主要为蛋白同化作用)。②在一些组织中,如泌尿生殖道、皮肤、肝等,经 5-α 还原酶转变为双氢睾酮(dihydrotesterone,DHT)。③在睾丸、卵巢、外周组织中经芳香化酶作用转为雌激素(雌酮或雌二醇)。转变为 DHT 后,可使蛋白同化/雄激素效能比值降低,而如果转变为雌激素则可导致女性化,这些均与临床应用中的不良作用相关。

二、AAS 已有的临床应用

(一)在矮小领域的应用

早在 20 世纪 70 年代起,AAS 即因能促进生长而被用于治疗非生长激素缺乏病因的矮小,而且价格便宜。目前,一般应用于体质性生长和青春发育延迟(CDGP)、Turner 综合征等矮小患儿,以期改善其成年身高。在青春发育延迟的指南中,对体质性生长延迟伴发育延迟患者 AAS 还作为诱导青春发育发生的治疗用药。近年的一些临床和动物实验研究显示,AAS 可直接或依赖于生长激素(GH),它可通过雄激素受体或/和雌激素受体-受体后信号介导的多种途径实现其促生长作用。AAS 一方面可在下丘脑-垂体水平,通过调节促生长激素释放激素与生长抑素的释放,影响 GH 的分泌,促进机体生长,另一方面则能在骨骺生长板水平调节生长因子水平及直接刺激软骨细胞的增殖,从而促进长骨的纵向生长。在促进骨骼生长的同时,AAS 也可能加速了骨骺生长板前软骨细胞的增殖,从而加速了骨骺成熟、并耗竭了生长板的生长潜能,促使骨骺提早闭合。这是在应用 AAS 中最需关注的问题。已有研究证明,AAS 促进骨生长和促进骨龄成熟的作用与剂量和疗程相关。因此,掌握好剂量和疗程,使骨生长与骨骺成熟之间保持正平衡,是改善矮小症儿童成年身高的关键。

(二)各剂型及其特点

从结构上分,AAS 主要包括:①17-β 酯化雄激素类,如环戊丙酸睾酮、庚酸睾酮等。②17-α 烷化雄激素,如甲基睾丸素、美雄酮、达那唑、司坦唑醇(stanazolol,吡唑甲氢龙)、氧甲氢龙(oxandrolone)等,均为人工合成的雄激素衍生物。③雄激素 A、B、C 环修饰,如美替诺龙、南诺龙(苯丙酸诺龙)、美雄诺龙、达那唑、司坦唑醇等。17-α 衍生物因在肝脏灭活少而可口服,但肝脏毒性相对增大。A、B、C 环修饰则可使其与雄激素受体的结合能力增加,同时抑制其向 DHT 转化后的产物与雄激素受体结合,以增强同化作用效能比例。同时,可抵抗芳香化酶的作用,因此也可称为"非芳香化"的 AAS。不同种类的 AAS 其雄激素样作用与蛋白同化作用之间的效能比不同。人工合成的 AAS,其蛋白同化作用较雄激素样作用显著。几种常用 AAS 的同化/雄激素效能比值(以睾酮为 1)见表 7-2。临床常用于促长治疗的 AAS 为氧甲氢龙和司坦唑醇,两者均为片剂,可口服。氧甲氢龙,5mg 或每片 10mg,司坦唑醇每片 2mg。氧甲氢龙与司坦唑醇均为 17-α 烷化雄激素,因此基本不能被芳香化酶转化为雌激素,而只具备类 DHT 的雄激素样作用。苯丙酸诺龙为注射剂,每支 10mg 或 25mg。

表 7-2　几种常用 AAS 的同化 / 雄激素作用效能比

同化类甾体种类	剂型	蛋白同化 / 雄激素作用比
甲睾酮	片剂（5mg/ 片）	1
美雄酮	片剂（5mg/ 片）	2～5
羟甲烯龙	片剂（2.5mg/ 片）	9
南诺龙	注射剂（10mg 或 25mg/ 支）	10
氧甲氢龙	片剂（5mg 或 10mg/ 片）	10
司坦唑醇	片剂（2mg/ 片）	30

（三）临床应用及疗效

AAS 在儿童矮小症领域中有应用广泛。近年来，国内外已有许多临床研究报道显示，司坦唑醇或氧甲氢龙与 GH 联合应用，比单独使用 GH 能更好地改善 TS 的成年身高，因此，国际指南中也推荐，9 岁以上或者身高严重落后的 TS 患儿，可开始联合使用小剂量氧甲氢龙，以更好改善其生长速度。一些研究也显示，小剂量氧甲氢龙或司坦唑醇，可改善 CDGP 患儿的短期生长速度。甚至对于部分性 GHD 患儿，司坦唑醇也能有效地改善身高生长速度，但是否也能改善成年身高，则尚有待更多观察证实。因此，除 TS 患儿外（此类患儿 AAS 是有指南推荐使用的），对于各种原因不能接受 GH 治疗的非 GHD 矮小症患儿，甚或部分性 GHD，也有可尝试使用 AAS（此类患儿，AAS 并非常规使用）。

国外多使用氧甲氢龙，治疗 TS 的推荐剂量为 0.03～0.06mg/(kg·d)，每日一次。一般 CDGP 等矮小症患儿的使用剂量均参考 TS 的剂量。国内目前只有司坦唑醇，推荐剂量为 0.025～0.05mg/(kg·d)，每日一次口服，因其加速骨骺成熟的不良作用不单与剂量还和疗程（累积剂量）有关，因此，若需要较长期使用司坦唑醇治疗，则推荐使用间断治疗的方案：每连续口服 3～4 个月后，停服 2～3 个月的间隔才再继续使用。苯丙酸诺龙一般为 5～10mg/ 次，每 1～2 周肌内注射 1 次，因其有较为显著的促进骨龄增长的不良作用，现已几乎不用于促长治疗。

（四）常见不良反应、发生机制及处理原则

AAS 的不良反应与其雄激素作用效能强度密切相关。人工合成的 AAS 已经是通过改变或修饰雄激素结构后，使之向 DHT、雌激素的转化减少，从而尽量避免高雄激素或雌激素样的不良反应产生。然而，任何一种 AAS，无论其蛋白同化效能多强，都不会是只具备蛋白同化作用、而无雄性化作用的"纯同化类"。所有 AAS 制剂均具一定程度的雄激素样作用，超量或长期服用均可造成男性化等不良作用。因此，在使用 AAS 过程中，需要密切注意相关不良作用。

1. 雄性化作用　包括痤疮、多毛等，女性还可出现男性化体征，如胡须、多毛、声音低沉、阴蒂肥大、月经紊乱（闭经）等。这些不良作用与 AAS 的种类、剂量和疗程相关。一般在所推荐的小剂量范围内，很少出现上述雄性化的表现。国内外的多篇研究报道显示，中枢性性早熟女孩为了改善成年身高，采用 GnRHa 联合氧甲氢龙或司坦唑醇治疗，疗程 6 个月至 3 年，并未观察到有女性男性化表现的发生，也并未有月经紊乱或多囊卵巢表现。TS 女孩联用司坦唑醇或氧甲氢龙治疗后，基本都无雄性化表现。虽然如此，仍不排除有极个别女孩即使在小剂量氧甲氢龙情况下，仍然会出现多毛等男性化现象，这可能与个人的敏

感性有关（雄激素受体）。因此，对于需要使用 AAS 的女孩（尤其需要长期治疗的），都需要追踪观察。若出现相关雄性化症状，立即终止治疗，男性化症状大多可逆转。

2. 肝脏毒性 在接受小剂量氧甲氢龙或司坦唑醇治疗的矮小症患儿中，并未见有导致肝功能损害的病例报道。但若是滥用 AAS（短期或长期大量的摄入），则会导致肝细胞坏死、肝内胆汁淤积、肝内局灶结节性增生或腺瘤等肝脏疾病。曾有罕见的病例报道为长期过量使用 AAS 导致肝紫癜病。

3. 其他不良反应 运动员或健身者在短期或长期过量使用 AAS 时（一般见于），因过度雄激素作用，可反馈抑制自身的下丘脑-垂体-性腺轴活性。此外，还可有心血管、中枢神经系统方面的不良作用，如心室肥厚、高血压、精神错乱等，心血管方面的严重不良作用甚至可致死（但未能除外是与过强运动有关）。但这些不良作用，在使用小剂量司坦唑醇或氧甲氢龙作为促生长治疗的患儿中，尚未见报道。对于急性或慢性过量摄入 AAS 者，目前无特效治疗，除了立即停药外，只能对症治疗。

（李燕虹）

● 参考文献

1. 中华医学会儿科学分会内分泌遗传代谢学组. 基因重组人生长激素儿科临床规范应用的建议. 中华儿科杂志, 2013, 51: 426-432.

2. Bell J, ParkerKL, SwinfordRD, et al. Long-Term Safety of Recombinant Human Growth Hormone in Children. J Clin Endocrinol Metab, 2010, 95: 167-177.

3. Cutfield WS, Lindberg A, Rapaport R, et al. Safety of growth hormone treatment in children born small for gestational age: the US trial and KIGS analysis. Horm Res, 2006, 65 Suppl 3: 153-9.

4. Karavitaki N, Warner JT, Marland A, et al. GH replacement does not increase the risk of recurrence in patients with craniopharyngioma. Clin. Endocrinol, 2006, 64: 556-560.

5. Stephen F. Kemp. Growth hormone treatment of idiopathic short stature: History and demographic data from the NCGS. Growth Hormone & IGF Research, 2005, 15: S9-S12

6. Carel JC, Ecosse E, Landier F, et al. Long-Term Mortality after Recombinant Growth Hormone Treatment for Isolated Growth Hormone Deficiency or Childhood Short Stature: Preliminary Report of the French SAGhE Study. J Clin Endocrinol Metab, 2012, 97(2): 416-425

7. Sävendahl L, Maes M, Albertsson-Wikland K, et al. Long-Term Mortality and Causes of Death in Isolated GHD, ISS, and SGA Patients Treated with Recombinant Growth Hormone during Childhood in Belgium, The Netherlands, and Sweden: Preliminary Report of 3 Countries Participating in the EU SAGhE Study. J Clin Endocrinol Metab, 2012, 97(2): E213-E217.

8. 王亚敏, 李湛军. 两种不同剂型重组人生长激素在体生物活性比较. 中国生化药物杂志, 2008, 29(6): 392-394.

9. 中华医学会儿科分会内分泌遗传代谢学组.《中华儿科杂志编辑委员会》中枢性性早熟诊断与治疗共识（2015）. 中华儿科杂志, 2015, 53: (6)412-417.

10. Carel JC, Eugster EA, Rogol A, et al. ESPE-LWPES GnRH Analogs Consensus Conference Group, et al. Consensus statement on the use of gonadotropin-releasing hormone analogs in children. Pediatrics. 2009, 123(4): e752-62.

11. Piero Periti，Teresita Mazzei and Enrico Mini，Clinical Pharmacokinetics of Depot Leuprorelin. Clin Pharmacokinet，2002，41（7）：485-504.

12. Melinda Chen 1•Erica A. Eugster Central Precocious Puberty：Update on Diagnosis and Treatment. Pediatr Drugs，2015，17：273-281

13. Lee PA，Klein K，Mauras N，Lev-Vaisler T，et al，36-month treatment experience of two doses of leuprolide acetate 3-month depot for children with central precocious puberty. J Clin ndocrinol Metab，2014，99（9）：3153-3159.

14. Silverman LA，Neely EK，Kletter GB，et al. Long-term continuous suppression with once-yearly histrelin subcutaneous implants for the treatment of central precocious puberty：a final report of a phase 3 multicenter trial. J Clin Endocrinol Metab，2015，100（6）：2354-2363.

15. Yasukawa K，Sawamura D，Sugawara H，et al，Leuprorelin acetate granulomas：case reports and review of the literature. Br J Dermatol，2005，152（5）：1045-1047.

16. 杜敏联. 如何把握中枢性性早熟诊断和治疗中的核心问题. 中华儿科杂志，2009，47（6）：433-435.

17. 马华梅，杜敏联. 促性腺激素释放激素类似物与生长激素联用治疗真性性早熟女孩的疗效评价. 中华内分泌代谢杂志，2006，22（3）：252-255.

18. 马华梅，杜敏联，李燕虹等. GnRHa 治疗真性性早熟过程中生长速度的相关因素分析. 中华内分泌代谢杂志，2007，23（6）：388.

19. 杜敏联. 青春期内分泌学. 北京：人民卫生出版社，2006.

20. Bulun SE，Takayama K，Suzuki T，et al. Organization of the human aromatase P450（CYP19）gene. Semin Reprod Med，2004，22：5-9.

21. Neely EK，Kumar RB，Payne SL，et al. Letrozole vs anastrozole for height augmentation in short pubertal males：first year data. J Clin Endocrinol Metab，2014，99：4086-4093.

22. Hero M，Norjavaara E，Dunkel L. Inhibition of estrogen biosynthesis with a potent aromatase inhibitor increases predicted adult height in boys with idiopathic short stature：a randomized controlled trial. J Clin Endocrinol Metab，2005，90：6396-6402.

23. Wickman S，Sipila I，Ankarberg-Lindgren C，et al. A specific aromatase inhibitor and potential increase in adult height in boys with delayed puberty：a randomised controlled trial. Lancet，2001，357：1743-1178.

24. Salehpour S，Alipour P，Razzaghy-Azar M，et al：A double-blind，placebo-controlled comparison of letrozole to oxandrolone effects upon growth and puberty of children with constitutional delay of puberty and idiopathic short stature. Horm Res Paediatr，2010，74：428-435.

25. Mauras N，Gonzalez de Pijem L，Hsiang HY，et al. Anastrozole increases predicted adult height of short adolescent males treated with growth hormone：a randomized，placebo-controlled，multicenter trial for one to three years. J Clin Endocrinol Metab，2008，93：823-831.

26. Mauras N，Ross JL，Gagliardi P，et al. Randomized Trial of Aromatase Inhibitors，Growth Hormone，or Combination in Pubertal Boys with Idiopathic，Short Stature. J Clin Endocrinol Metab，2016，101：4984-4993.

27. Geffner ME. Aromatase inhibitors to augment height：continued caution and study required. J Clin Res Pediatr Endocrinol，2009，1：256-261.

28. Hero M. Aromatase Inhibitors in the Treatment of Short Stature. Endocr Dev，2016，30：130-40.

29. Shahidi NT. A review of the chemistry, biological action, and clinical applications of anabolic-androgenic steroids. Clin Ther, 2001, 23: 1355-90.

30. Van Der Eerden BC, Karperien M, Wit JM. Systermic and local regulation of the growth plate. Endocr Rev, 2003, 24: 782-801.

31. 陈红珊, 杜敏联. 小剂量康力龙治疗小儿部分性生长激素缺乏症 14 例综合分析. 中国实用儿科杂志, 2001, 16(11): 663-664.

32. Sas TC, Gault EJ, Bardsley MZ, et al. Safety and efficacy of oxandrolone in growth hormone-treated girls with Turner syndrome: evidence from recent studies and recommendations for use. Horm Res Paediatr, 2014, 81: 289-297.

33. Xiong H, Chen HS, Du ML, et al. Therapeutic effects of growth hormone combined with low-dose stanozolol on growth velocity and final height of girls with Turner syndrome. Clin Endocrinol, 2015, 83: 223-228.

34. 李燕虹, 朱顺叶, 马华梅等. 促性腺激素释放激素类似物联合司坦唑醇治疗改善大骨龄特发性中枢性性早熟女孩成年身高的疗效评价. 中华儿科杂志, 2013, 51(11): 807-812.

35. Shun-Ye Zhu, Yan-Hong Li, Hua-Mei Ma, et al. Stanozolol regulates proliferation of growth plate chondrocytes via activation of ER α in GnRHa-treated adolescent rats. J Pediatr Endocr Met, 2011, 24: 275-281.

36. Neri M, Bello S, Bonsignore A, et al. Anabolic androgenic steroids abuse and liver toxicity. Mini Rev Med Chem, 2011, 11: 374-89.

37. Bond P, Llewellyn W, Van Mol P. Anabolic androgenic steroid-induced hepatotoxicity. Med Hypotheses, 2016, 93: 150-153

38. Seara FAC, Barbosa RAQ, de Oliveira DF, et al. Administration of anabolic steroid during adolescence induces long-term cardiac hypertrophy and increases susceptibility to ischemia/reperfusion injury in adult Wistar rats. J Steroid Biochem Mol Biol, 2017, 171: 34-42.

39. Westlye LT, Kaufmann T, Alnæs D, et al. Brain connectivity aberrations in anabolic-androgenic steroid users. Neuroimage Clin, 2016, 13: 62-69.

身材矮小症是指在相似生活环境下，个体身高低于同种族、同性别和同年龄的正常人群平均身高 2 个标准差或低于第 3 百分位数以下。2013 年的统计数据显示全球约有 1.61 亿儿童身高低于世界卫生组织年龄别身高 −2SD 以下。学龄期儿童中约 1.2% 身高低于标准 2SD，对这些孩子的随访观察发现，在随后的 1 年内约 50% 的儿童年身高增长速率小于5cm。身材矮小症儿童中非内分泌因素导致的生长迟缓占到大多数：家族性矮小 37%，体质性生长发育延迟 27%，家族性矮小合并体质性生长迟缓占 17%，其他系统性疾病占 9%。尽管基因重组生长人激素（rhGH）已经被批准用于生长激素缺乏症、特发性矮小、Turner 综合征、Noonan 综合征、*SHOX* 基因缺失、慢性肾衰等多种矮小症的治疗，但高昂的费用以及需要频繁注射等因素限制了其在世界范围，尤发展中国家中的应用。因此，除生长激素外，常规的辅助治疗或替代治疗对大部分非病理性矮小儿童而言是非常有必要的。本章仅就身材矮小症儿童营养、运动、心理干预做简要评述，并对矮小症的基因药物及遗传学干预前景做简要展望。

一、营养干预

生长发育过程是多种激素及代谢交互作用调控下的复杂过程。下丘脑 - 垂体 - 生长激素轴在生长调控体系中居中心地位，胰岛素样生长因子 -1（IGF-1）及其结合蛋白通过调控外周激素和代谢通路促进线性生长。营养是指生物体从外界获得、转化并利用来保证生命延续，器官功能维持，能量供给以及生长发育所必需的物质基础。营养因素对生长调控的模式与 IGF-1 和 IGF 结合蛋白类似，主要通过影响外周激素及代谢起作用，同时在某种程度上对生长激素轴的作用也有影响。常量营养素为机体生长提供原料和必须的能量供给，微量元素如维生素和矿物质则是通过参与生长发育信号调控来影响机体生长。构成人类机体的细胞、组织、器官约由 72% 水、21% 蛋白质、7% 矿物质和不到 1% 的碳水化合物以及其他一些营养成分组成。生长的本质是机体组成成分数量和质量的增加。大量的临床数据证实营养跟生长发育密切相关，营养摄入不足可以导致生长迟缓、身材矮小，如神经性厌食、肠吸收不良、没有得到控制的系统性纤维化等疾病患儿均可伴有生长迟缓。基于大规模人群生长发育参数的观察发现生长速度的波动与社会动荡、战争造成的食物摄入不足明显相关。总之，营养对儿童生长而言至关重要，毋庸置疑。身高作为人体基本形态的重要参数，是反映儿童长期营养状况和生长速度的重要指标，通过营养干预促进身材矮小症儿童生长发育状况改善，是儿童营养和卫生保健工作的一项重要内容。

（一）维持儿童正常生长发育的营养基础

人作为生物体一直处在新陈代谢的动态平衡中，在某些特殊时期如：婴幼儿期、儿童期、青春期以及孕产期等特殊时期，为维持正常的生长发育需求，营养摄入必须维持一定盈余。婴儿期是人一生中生长绝对速度最快的时期，婴儿期营养在最终身材高矮的决定因素中居重要位置。尽管有研究认为母乳喂养儿童在婴儿期生长速度较配方乳喂养儿童慢，但由于母乳经济、卫生、方便以及利于吸收，而且基于对人工喂养存在喂养过度担心，以及婴幼儿肥胖发生率越来越高的关注，母乳被认为是婴儿期尤其是在出生后的最初几个月的最佳营养摄入来源。母乳蛋白质/能量比（protein-energy ratios）约为7%，适合出生后快速生长发育的营养需求，另外，母乳所含的丰富的免疫球蛋白有助于抵御婴儿期感染性疾病的发生对保证正常生长具有积极意义。因此，在婴儿期坚持母乳喂养是预防营养相关生长迟缓的重要措施之一。对于幼儿及稍大的儿童除了关注能量和蛋白质供给外，还要格外重视食物多样化，重视各种营养的均衡摄入。钙元素是组成人体骨骼的主要成分，钙的摄入对维持正常儿童生长非常重要，但有关钙摄入的推荐值的界定，世界各国之间并不统一，争议较大，如英国指南推荐的参考摄入值4～10岁500mg/d，11～18岁600～700mg/d，美国推荐：4～8岁800mg/d，9～18岁1 300mg/d，我国2013年修订的居民膳食营养素参考摄入量推荐：4～7岁800～1 000mg/d，11～18岁800～120mg/d。世界各国根据自身实际情况对儿童期营养摄入的推荐值略有不同（见表8-1）。青春期是人生长发育的另一个关键阶段，这一阶段为满足生长发育的突增对营养素的需求等同或仅次于出生后的头几个月，但其持续的时间更长，对营养的需求更旺盛。这一时期需密切关注一些青春期高发的诸如神经性厌食、神经性贪食、药物滥用成瘾等精神心理疾病导致的继发性营养摄入不足所致生长迟缓对成年终身高的影响。

表 8-1　1～10 岁儿童营养素推荐摄入量或适宜摄入量

营养成分	英国 RNI			美国 RDA		中国 RNI	
	1～3岁	4～6岁	7～10岁	1～3岁	4～8岁	1～3岁	4～7岁
蛋白（g/d）	15	20	28	13	19	15～20	25～30
铁（mg/d）	7	6	9	7	10	9～10	10～13
锌（mg/d）	5	6.5	7	3	5	4～5.5	5.5～7.0
维生素 A（mg/d）	400	400	500	300	400	310～350	360～500
叶酸（mg/d）	70	100	150	150	200	160～190	190～250
维生素 C（mg/d）	30	30	30	15	25	40～50	50～65
盐（钠）	0.8	1.2	2	1.0	1.2	0.7～0.9	1.2～1.4

注：RNI: reference nutrient intakes，推荐日摄入量；RDA: recommended dietary allowances，推荐膳食供给量。

（二）能量摄入与生长

维持生长发育的能量及物质供应主要由碳水化合物、蛋白质和脂肪三大营养物质来提供，能量摄入结构合理，供给充足是维持正常生长的前提。在儿童期，生长迟缓是能量供给不足的首要表现，身高、生长速度是临床营养评估的重要指标之一。人体能量的摄入主要供给三部分需要：基础代谢、活动消耗和生长发育，除新生儿期外，人类维持生长所需的能量均远远小于维持基础代谢所需能量，婴儿期生长发育所需能量占总体能量供给的36%～37%，到2岁时维持生长所占的能量比仅占总摄入量的2%左右，此后维持生长所需能量所占比重一直处在低水平，直到青春期生长突增期开始增加，但仍维持在10%以下。因此，出生到2岁内的能量摄入，对预防由于营养因素导致的身材矮小非常重要。母乳摄入是婴儿期的最佳能量来源,对发展中国家婴儿生长发育迟缓的研究发现,6~12月龄是生长发育迟缓的高发年龄段,可能与这一阶段中断母乳喂养但辅食摄入不足,无法满足生长发育有关。因此,婴儿发育到6个月左右,纯母乳不能满足婴儿的营养需求时,需要逐渐增加辅食。辅食的添加从流质、半流质到固体逐渐过渡。适当添加辅食不但有助于补充能量摄入,避免营养元素缺乏造成的生长迟缓,还可促进婴儿进食技能的发育。关于添加辅食的时间,各国国情不同规定略有不同,发展中国家母乳喂养婴儿多在10个月以上,引入固体食物的时间为1~18个月。发达国家中母乳喂养一般持续3.5~7.0个月,添加辅食的时间在4~5个月。我国对婴儿从纯乳类转换到其他食物的时间多主张与WHO以及一些发达国家相似,推荐从4~6个月开始。婴幼儿期除重视能量摄入不足造成的生长障碍外,肠道疾病造成的吸收障碍也很常见,需引起足够重视。在我国,食物过敏是造成婴幼儿肠道吸收障碍的主要原因之一,以牛奶蛋白、大豆蛋白及鸡蛋蛋白等较为多见。一些食物过敏的婴儿除了典型的过敏症状外,部分婴儿可能仅表现为肠易激。食物过敏的小婴儿,母乳喂养期,母亲需要限制牛奶蛋白、鸡蛋、鱼、花生和坚果的摄入。牛乳过敏的孩子,采用配方乳喂养时,推荐使用深度水解配方奶粉,尽管深度水解配方也可能激发婴儿牛奶蛋白过敏,但90%的婴儿可耐受深度水解配方奶粉的牛奶蛋白,如过敏症状持续者可用游离氨基酸配方奶粉。疑似潜在过敏危险的高危婴儿,推荐纯母乳喂养或低敏配方奶粉或部分水解配方奶粉补充喂养。6个月后引入固体食物,1岁后食用其他奶制品,2岁后食用鸡蛋,3岁后食用花生、坚果、鱼等食物。常见儿童配方乳粉及应用范围见表8-2。

表8-2　常见婴儿乳粉不同类型及应用

乳粉种类	特点及应用范围
牛乳蛋白	含有胆碱、DHA、花生四烯酸等营养素,有些品牌还添加了益生元 作为母乳的补充或替代品,适合绝大部分无牛奶过敏婴儿
部分水解蛋白	标称更容易被消化吸收
深度水解或低敏奶粉	蛋白质被完全打断成小分子多肽,不含乳糖 适用于牛奶蛋白过敏或过敏性结肠炎的婴儿
氨基酸	蛋白质被完全打断成了氨基酸 适用于牛奶蛋白过敏或过敏性结肠炎的婴儿
大豆蛋白	不含乳糖,含有大豆蛋白、DHA、花生四烯酸 用于半乳糖血症等代谢异常婴儿以及素食主义者
低乳糖或无乳糖奶粉	所含乳清蛋白较酪蛋白高,乳清蛋白大部分被降级 适用于原发性乳糖不耐受以及胃肠炎后暂时性乳糖不耐受
早产儿奶粉	较普通乳粉热量更高,含有较高的蛋白、矿物质(钠、钾、钙、磷)

（三）微量元素与生长

微量元素在体内含量很少,不到人体体重的0.01%,但对儿童生长发育的影响却很关键,缺乏或过量均可对儿童的生长发育产生不利影响。在我国,影响儿童生长发育的微量元素以钙、铁、锌等缺乏较为常见。

钙是人体骨骼及牙齿的重要组成成分,对保持神经、肌肉系统的兴奋性,神经冲动的传导以及内分泌激素的分泌具有重要作用。钙摄入不足、转运异常以及钙盐沉积异常时造成骨骼发育障碍也是生长发育迟缓的重要病因。

铁是合成血红蛋白的原料，其缺乏时可使血红蛋白合成减少，发生小细胞低色素性贫血，贫血常使胃酸分泌减少，肠黏膜萎缩，导致胃肠道的消化和吸收功能下降，影响儿童营养的吸收以及儿童骨和肌肉对氧的利用，从而影响其生长发育。在我国一些偏远地区儿童缺铁仍比较普遍，特别提醒，临床上一些并没有表现出贫血症状的临界性铁缺乏就可造成生长发育受限，需引起足够重视。尽管研究认为，短期内补充铁剂并不能增加 IGF-1 及生长激素的表达，补充铁剂对生长激素轴的长期效应目前尚不清楚，但充足的铁元素供应对身高及体重增长确有积极作用，尤其是对一些贫血的儿童，其促生长作用可能是通过增进患儿的食欲来实现。

锌元素参与了人体内多种酶的合成，锌元素可以通过影响酶的作用参与核酸代谢、糖代谢、蛋白质代谢及骨骼代谢，进而影响生长激素的合成、分泌及转化。另外，人舌味蕾上味觉素含两个锌的多肽，锌元素的缺乏可能会影响味蕾的发育。锌元素可能是除了钙和铁元素外与生长发育的关系最受重视，研究也最深入的微量元素。早在 1961 年，Prazad 等就率先报道了锌缺乏与成人侏儒及性腺功能低下相关，后续大量的研究报道证实在能量营养正常的矮小儿童中补充锌元素可以明显提高生长速度，但也有一些报道认为锌元素补充不能促进身高增长。有研究证实给予 5 个月锌元素补充可以明显促进生长和体重增加，一般在锌元素补充 2~3 个月后，较之使用安慰剂组生长和体重增长的差异即开始显现。研究证实，锌元素对生长的促进作用主要通过促进循环 IGF-1 增加，以及刺激生长激素轴来实现，对 5~7 个月健康、非生长迟缓儿童补充锌元素 6 个月发现外周血 IGF-1 可增长约 10%。

除钙、铁、锌外，研究发现铜元素的缺乏也可能导致营养不良，儿童生长及体重增长受损。铜元素缺乏造成的生长迟缓往往伴有贫血、中性粒细胞减少、骨骼畸形等特异性临床表现。

二、运动干预

在影响身高增长的后天非药物因素中，适宜的体育运动锻炼是比较肯定和有效的方法之一。人体身高的增长，主要取决于长骨的增长速度和成熟度，适宜的运动可以促进骨骼血运改善和增进骨代谢，同时局部的机械刺激可促进长骨干骺端软骨细胞的增殖，加速骨细胞分裂，最终改善骨生长，另外体育运动还可以通过影响生长激素、IGF-1、性激素以及皮质醇的分泌来影响骨生长。

（一）适度体育运动对骨生长的直接促进作用

体育运动对骨骼负重部位局部的机械刺激是促进青春前期骨骼生长的重要机制之一。研究发现，骨生长板对适度的体育运动有反应，适度的体育锻炼可以使股骨干骨量及体积显著增加，但对非负重部位如颅骨则没有出现相应的骨量增加。另外，除了促进骨生长外，适度的体育锻炼对儿童青少年骨健康非常重要，有证据显示适量的规律的负重锻炼可以有效增加骨量，降低日后骨折的风险。在不同的生长发育阶段，体育运动对骨生长发育的促进作用存在一定的差异。一项荟萃分析发现超过 6 个月的体育锻炼，青春期前儿童骨量和骨密度增加 0.9%~4.9%，青春期发育早期儿童增加 1.1%~5.5%，青春发育后期儿童增加 0.3%~1.9%。动物实验也得出同样结论，在青春期前或青春发育早期骨骼，对运动刺激更敏感。关于为什么运动促进骨生长作用存在最佳窗口期，具体相关机制目前尚不清楚。研究认为，在青春期前，运动刺激通过和生长激素的协同作用促进骨合成代谢；在青春发育前期，通过和低剂量的性激素协同作用促进骨骼生长发育。另外，值得注意的是：运动对骨生长的促进离不开营养支持，缺乏足够的营养摄入（如厌食症患者和一些女运动员）则容易出现骨骼生长和生殖内分泌异常的情况。一项对双胞胎男性骨骼健康的横断面研究发现,运动较蛋白质和钙剂对骨量增加的影响更显著,但是运动产生作用是区域特异性的,主要在骨干的负重部位。而钙剂的补充对骨量的增加是普遍性的。因此,要想通过运动促进骨骼的生长发育,预防或改善身材矮小,必须配合能量和矿物质的供给才能取得理想效果。总之,对骨骼负重部位的机械刺激是体育锻炼促进骨生长的重要机制之一,但效果受其他因素(如激素水平、营养状态)的影响。青春前期和青春发育早期是通过体育运动促进骨骼生长和骨量增加的最佳时期。

(二)运动对骨生长相关激素的影响

骨骼的正常生长发育及骨骼健康的维持是激素、营养以及运动三者共同作用的结果,三者对骨骼健康的影响不完全独立,存在交互作用并相互影响。如:生长激素注射可以增强运动机制,而运动又可以激发生长激素分泌。任何情况导致的外周循环中性激素及生长激素缺乏,均可能导致骨量丢失或骨生长障碍,运动机制受损;同样长期运动不足也可导致生长激素、胰岛素样生长因子分泌不足,骨生长障碍以及骨量丢失等问题。研究发现,生长激素可以通过直接激活腺苷酸环化酶增加骨骼肌的能量和氧气供应,增加脂肪酸氧化以及糖元分解,起到增强肌肉运动机制的作用。早在 1963 年 Roth 等就率先发现运动可以引起血浆生长激素水平增高,后续研究证实对生长激素分泌而言,运动是最强有力的生理刺激。从运动开始 10～20 分钟起,生长激素的分泌就开始增加,高峰可以维持到运动结束,甚至在运动结束后 2 小时生长激素水平仍然高于正常水平。运动促进生长激素分泌的具体机制目前尚不清楚,但有证据表明肾上腺素、胆碱以及阿片类神经内分泌通路参与了运动对生长激素分泌的调控作用。运动对生长激素分泌的促进作用受多种因素影响(详见表 8-3),运动对 IGFs 的促分泌作用可能与腺垂体分泌生长激素增加合成代谢有关,但运动对 IGF-1 的影响要受到其他因素影响。有研究发现体育训练中突然增量可导致能量激剧消耗,从而导致炎症细胞因子增多,此时 IGF-1 的水平不升反降。随着机体对运动强度的适应炎症因子逐渐下降其对 IGF-1 的抑制作用也逐渐消退,GH-IGF-1 轴的功能回弹,IGF-1 的水平会恢复并升高。据此,有理论认为长期稳定的体育运动训练有助于 GH 和 IGF-1 稳定在高水平,对生长起持续促进作用,有助于改善身高。甲状腺素 T_3、T_4 对运动的反应可以是增加/降低或没有变化,与运动的类型、强度及持续的时间相关。泌乳素的增高通常情况下与运动的强度以及持续的时间相关。

表 8-3　影响运动促进生长激素分泌的相关因素

影响因素	作用效果
年龄	↓
性别	—
体质指数	↓
运动适宜度	↑
运动强度	↑
持续长度	↑
反复运动	↑
时间点	—
气温(低)	↓

（三）儿童青少年推荐运动处方

儿童青少年期是生长发育的关键时期，适宜、适度的体育运动在促进骨生长发育的同时，还可以增进机体其他器官的功能，增进儿童青少年健康成长，降低成年后心脑血管及内分泌代谢性疾病的风险。但运动促进健康的前提必须是在根据个体条件合理设计、合理选择的基础之上。如低到中等强度的体力运动（40%～60% 的个人最大有氧能力）可以降低心脑血管病的风险，增强身体的协调适应能力，较之有氧运动可明显减少运动肌肉损伤和运动猝死的风险。目前我国尚缺乏针对学校和社区运动的推荐指南，1999 年美国颁布的指南推荐：儿童或成人应当努力争取每天 30 分钟中等强度的体力运动，或者每次 5～10 分钟中等强度的体力运动，青少年最少每天 30 分钟，儿童最好每天 60 分钟。对于已经适应了规律、中等强度运动量的青少年可以尝试积极的有氧运动。目前对于多少运动量可以促进儿童身高增长，降低成年后心血管病的风险尚没有统一建议，成人一般推荐大约每天 3kcal/kg 体重的运动消耗量比较合适。为预防身材矮小或减少身高偏差，促进追赶生长，要重视儿童青少年运动方式的选择。在青春期生长突增前阶段，应鼓励儿童青少年多进行跑、跳、蹦、跃等运动，使下肢长骨的骨骺生长板得到充分的机械刺激，促进成骨细胞的增殖分化，使长骨在生长突增期获得充分生长。进入青春发育中期后，人体四肢长骨的增长不再显著，此时躯干骨主要是脊柱的生长还有一定的潜能，这时候应当鼓励青春期青少年参加全身性的体育活动如：游泳、球类、体操、舞蹈等，着重进行促进脊柱拉伸的运动如后仰、展臂、悬垂、摸高等锻炼，可使青春期少男少女再获得一定的身高增长。

三、心理干预

生长迟缓儿童青少年在面临无法调适的生活和社会压力时，发生精神心理问题的风险较正常生长儿童增高，部分自我心理调适功能较差的儿童青少年可能出现精神心理问题。伴随矮小儿童的精神心理问题可以是病理性的，也可以表现为非特异性。临床上以认为身材矮小导致他们外表看起来非常缺乏吸引力，外表形象不那么吸引人，使得他们在别人眼里不那么可爱，导致自信心受损，甚至产生悲观、抑郁、孤独、社交缺失等心理问题最为常见。因此对身材矮小患儿进行心理评估，提供必要的心理咨询帮助，并给予一定的心理干预是非常必要的。对身材矮小及生长迟缓患儿进行临床评估时，应当包含一些必要的、简单的心理测试，必要时可以请精神心理医生协助。如果在临床评估中发现严重的精神心理异常，如患儿或者家庭对身材矮小状况的心理调适障碍非常严重或长期持续存在，近似极端的追求身高增长，须排除心理问题是否独立于身材矮小之外。如果精神心理问题是导致生长发育迟缓的原发基础疾病，这种情况应该要求精神心理、神经等专业多学科协作会诊，协助发现导致精神心理异常的根本病因，并给予适当的治疗。

（一）身材矮小症相关的精神心理问题的分类、评估及处理

身材矮小症相关的精神心理问题根据原发病种类以及临床影响的强弱及持续时间等可以分为以下几种情况：①对于一些频繁受到身材矮小问题困扰，已经导致亚临床状态的心理精神问题。但尚未发展到临床精神心理疾病状态的青少年儿童，给予基本心理咨询，提高其应对能力是必要的。通常这种状况在临床上最为常见，不需要接受正式的心理治疗。②对于一些因为矮小问题承受了巨大的心理压力，且社会心理压力不断积累，而自己又不能正确调适，并最终导致心理疾患的儿童，除了适当的促生长治疗外，必须给予一定的心理

健康干预措施，比如针对矮小问题给予必要的认知、情感、行为适应技能培养。③对于一些本身具有原发精神心理疾患（如：抑郁、焦虑障碍）的患儿，精神心理问题已经显著影响其应对身材矮小所带来的压力时，应当针对其精神心理上的弱点给予针对性的精神心理干预治疗，帮助患儿应对身材矮小带来的心理精神压力。④对于一些本身由于精神心理问题而导致生长发育障碍的儿童青少年，精神心理治疗需配合促生长治疗同时进行。⑤对于一些特殊矮小儿童，其精神心理问题来源于疾病本身，并不存在对身材矮小的精神心理压力适应问题，如 Turner 综合征患儿的学习障碍、Prader-Willi 综合征患儿的贪食问题，注意力缺陷多动综合征患儿的学习障碍问题等。这些孩子的心理问题并不来源于无法正常应对身材矮小的压力，治疗上应当特别重视原发病。

（二）身材矮小症儿童青少年的心理支持

除了药物治疗外，家庭、学校、社区针对矮小儿童给予的精神心理辅导和支持是重要的辅助治疗手段之一。通常情况下，针对身材矮小儿童、青少年的心理问题并不需要由专业的精神心理医生来实施，完全可以由家长、朋友、学校老师以及社区工作人员接受一定的相关培训后来提供。

针对身材矮小儿童提供心理咨询帮助需注意以下几点：①正确认识身高问题，不要因为身材矮小，对儿童的教育倾向自动"低龄"化，避免在潜意识里把矮小儿童的心理年龄降低，鼓励其按适宜年龄参加正常学校生活，避免为适应身材矮小问题而推迟入学。②避免因为身材矮小而过度保护，尽量不要在心理及行为上暗示矮小儿童比别人弱小，需要额外保护。③父母、教师是儿童的榜样，应当做出表率作用，不能表现出对矮小问题的过度担忧，鼓励儿童正确应对身材矮小的压力。④教育和鼓励孩子建立持续、稳定、相互信任的朋友关系，朋友之间的信任支持，有助于提高自信心，有助于应对来自于陌生人的压力以及避免来自同龄人之间的欺凌。⑤鼓励矮小儿童参加一些不依赖身高，更依靠个人技巧或才能的体育运动或兴趣活动，帮助矮小儿童提升自信心，克服来自身材矮小的压力。

四、基因药物及遗传学干预前景

身高增长受多种基因调控，不同情况下，生长激素的分泌量以及发挥的效应存在较大的个体差异。导致儿童青少年期生长发育迟缓的原因多种多样，常见的包括激素缺乏、激素抵抗、营养缺乏、宫内发育环境异常、骨代谢发育异常、慢性疾病（如 Crohns 病，儿童青少年特发性关节炎以及慢性肾功能不全等）以及数量众多的临床综合征等。这些病理情况的发生往往都存在一定的遗传基础如：染色体异常、单基因突变、表观遗传改变导致的基因表达异常等。尽管存在上述各种变异，但临床上除了生长激素不敏感综合征患者需要使用基因重组人胰岛素生长因子治疗外，大部分矮小症患者的治疗仍以基因重组人生长激素为基础。但生长激素治疗的临床疗效却存在较大的个体差异。因此，基因重组生长激素治疗矮小症时特别强调用药个体化，由于缺乏合适的标志物，如何预测生长激素的疗效目前仍然是困扰临床的一大难题。通常使用的年龄、体重、剂量以及 IGF-1 的反应性等，均不足以预测和解释生长激素治疗过程中出现的疗效差异。因此，如果能够提前鉴定出可能影响生长激素疗效的基因标志，将会对指导临床治疗发挥积极作用。药物基因组学就是这样一门科学，主要以药物效应及安全性为目标，研究各种基因变异与药效及安全性之间的关系，并用以指导临床。

（一）身材矮小症药物基因组学及基因治疗研究的生理基础

造成儿童青少年期身材矮小的原因目前国际上公认的分为以下几类：①家族性身材矮小症；②特发性矮小；③体质性生长发育延迟；④社会心理性矮小；⑤系统性或慢性疾病导致的矮小；⑥宫内发育迟缓伴追赶生长不足造成的矮小；⑦内分泌原因造成的矮小包括：生长激素缺乏症，甲状腺功能低下症，库欣综合征等；⑧一些临床综合征以及骨骼发育异常导致的生长障碍如：染色体异常：Turner 综合征、*SHOX* 缺陷，Down 综合征；常染色体显性遗传：Noonan 综合征、Prader-Willi 综合征、软骨发育不全；常染色体隐性性遗传：3-M 综合征、Bloom 综合征；X- 连锁：Aarskog 综合征；遗传异质性：Russell-Silver 综合征。

在造成身材矮小症的众多原因中，生长激素缺乏是最受重视也研究最多的病因之一。生长激素缺乏既可以是先天性的也可以是获得性的，但大多数情况下很难界定出特定的病因，这部分生长激素缺乏临床上被称为孤立性生长激素缺乏症。即使是孤立性的生长激素缺乏仍然存在一定的基因变异基础，目前已经发现孤立性生长激素缺乏症主要由编码生长激素的 *GH1* 基因杂合突变造成，此外生长激素释放激素受体基因（*GHRHR*）以及转换因子 3（*SOX3*）基因的变异也被证实与孤立性生长激素缺乏症有关。但是，在孤立性生长激素缺乏症患者中这部分基因的检出率并不高，提示仍有一些相关基因未被发现。随着全基因组测序技术（genome-wide association，GWS）的广泛开展，近年来对矮小症致病基因的认识获得了不小的进步，陆续有近 200 个基因变异被证实与人类身高相关。大量荟萃分析的结果认为这些基因所主导的生物功能可能与人类的生长相关，但是，这些基因也仅仅能解释不到 10% 的人类身高变异。因此，尽管矮小症在基础研究领域获得飞速发展，GWA 的结果为矮小症患儿基因治疗带了曙光，但是，我们必须认识到所有的这些基础研究发现，均必须经过全面深入的功能分析验证，在分析其对生长贡献时必须设立严格的对照，充分考虑其他影响因素如年龄、生长速度、营养状况等的作用，才能得出正确的结论。

总之，现代分子遗传技术的发展为矮小症的基因治疗打开了一扇大门，提供了可能，但真正将基因治疗应用于矮小症的临床治疗仍有很长的路要走。

（二）DNA-Based 的矮小药物基因组学研究策略

基于单基因 DNA 测序手段的矮小相关药物基因组研究的策略包括以下几方面：①针对已知的跟 GH-IGF 以及其他生长相关的基因进行测序分析相关遗传的变异情况；②界定可能跟诊断以及 GH 疗效相关的候选基因；③分析评估 DNA 序列变异或 SNPs 与矮小相关表型以及生长激素疗效之间的可能联系。这种基于单基因 DNA 测序的分析方法是临床应用最早也最成熟的方法。如用上述方法最先证实生长激素受体基因（growth hormone receptor gene，GHR）与生长激素疗效相关。研究发现 *GHR* 基因的一些特定突变可以造成生长障碍以及严重的生长激素治疗不敏感。研究分析发现 *GHR* 基因第 3 外显子缺失（d3-GHR）多态性与生长激素治疗第一年的疗效相关，携带 d3-GHR 的患者疗效在生长激素治疗第一年提高了近 2 倍。后续进一步的研究证实，无论是生长激素缺乏症、SGA 还是 Turner 综合征患者携带 d3-GHR 基因，生长激素治疗第一年的疗效均明显提高，但也有一些研究持不同意见。

（三）鉴定新候选基因的策略

对一些具有特殊表型如身材特别矮小、BMI 异常偏高 / 偏低或面容特殊的儿童，临床上高度怀疑存在某种基因缺陷时，可以采用高通量测序 NGS 的方法筛选鉴定候选基因。一项针对 183 727 例儿童的研究筛选鉴定出 180 个位点跟生长相关，除 GH-IGF 轴相关基因外，一些与细胞生长、骺生长板、细胞外基质、TGF-β 以及 hedgehog 信号通路相关的基因被证实与矮小相关。对 263 名青春前期矮小儿童 NGS 多中心研究筛选出 232 个候选基因，鉴定出 IGF-1，NFKB 以及 ZBTB383 个基因与特发性矮小相关。在筛选出候选基因后，一般需要进一步鉴定与生长激素疗效相关的基因，首先分析候选基因与生长激素治疗后的生物标志物（如：治疗 1 月后 IGF-1、IGFBP-3，血脂、血糖以及胰岛素）之间的联系，然后长期（超过 5 年）随访这些基因多态性与生长参数之间的联系，最终确定与药物疗效相关的基因多态性。以上述 322 基因为候选基因进一步研究发现了 63 个新发突变以及 2 个已知的错义 SNPs 对身材矮小具有广泛的影响，可能与生长激素的疗效相关。另外，某些基因对生长激素疗效的影响并不是一成不变的，有些具有明显的时效性特征如 d3-GHR 基因。因此为了保证研究结果可靠真实，要特别强调随访的长期性，重视个体差异。

（郭　盛　李　嫔）

● 参考文献

1. 靳梅，郭敏哲. 487 例儿童矮身材原因分析及预防措施. 中国妇幼保健，2012，27（24）：3750-3751.

2. Onis M，Branca F. Childhood stunting: a global perspective. Maternal & Child Nutrition，2016，12Suppl 1（S1）：12.

3. Cameron N. Chapter 6 - Nutrition and Growth［M］. Human Growth and Development，Elsevier Inc.，2012，123-152.

4. 程义勇.《中国居民膳食营养素参考摄入量》2013 修订版简介. 营养学报，2014，36（4）：313-317.

5. Kelnar C，Savage M，Saenger P，et al. Growth Disorders. Second Edition. ed；Edward Arnold（Publishers）Ltd，2007.

6. Dimaggio D M，Cox A，Porto A F. Updates in Infant Nutrition. Pediatrics in Review，2017，38（10）：449-462.

7. 何长华，曹继琼，姜道钱. 5833 例 0～6 岁儿童微量元素检测结果分析. 检验医学与临床，2015（4）：510-512.

8. 蓝建芳. 学龄前儿童微量元素及营养摄入对身高体重的影响. 中华全科医学，2017，15（2）：274-276.

9. Morris-Naumann F L，Wark J D. Exercise and Bone Health. Exercise，Nutrition，and Bone Health，New York：Springer，2015，505-543.

10. Karl KM，Erik RB. Physical Activity as a Strategy to Reduce the Risk of Osteoporosis and Fragility Fractures.［J］. International Journal of Endocrinology & Metabolism，2012，10（3）：527-536.

11. Hackney A C，Davis H C，Lane A R. Growth Hormone-Insulin-Like Growth Factor Axis，Thyroid Axis，Prolactin，and Exercise. Frontiers of Hormone Research，2016，47：1.

12. Noeker M，Chaplin J E，Bullinger M. Psychological Adjustment and Quality of Life in Impaired Growth. Springer New York，2012，721-739.

13. Stevens A，De L C，Whatmore A，et al. Pharmacogenomics Related to Growth Disorders. Hormone Research in Paediatrics，2013，80（6）：477-490.

14. Clayton P，Chatelain P，TatòL，et al. A pharmacogenomic approach to the treatment of children with GH deficiency or Turner syndrome. European Journal of Endocrinology，2013，169（3）：277.

15. Renehan AG，Solomon M，Zwahlen M，et al. Growth hormone receptor polymorphism and growth hormone therapy response in children：a Bayesian meta-analysis. American Journal of Epidemiology，2012，175（9）：867-877.

第九章
身材矮小症儿童长期随访

身材矮小症是指在相似生活环境下，同种族、同性别和同年龄的个体身高低于正常人群平均身高 2 个标准差者（-2SD），或低于第 3 百分位数（-1.88SD）者。

不论身材矮小症的原因如何，是否需要治疗都须进行长期随访。尤其是使用生长激素治疗的病例，更需严格的长期随访、监测，以保证更好的发挥生长激素的疗效，同时避免不良反应发生。

一、长期随访的内容与方法

1. 随访目的　评估生长激素治疗疗效；监测不良反应；掌握停药指征。

2. 随访内容

（1）rhGH 治疗疗效指标：身高生长速率是评估短期生长激素治疗疗效的重要指标，身高的 SDS 能客观的反应治疗效果，与治疗前比较，能更准确的评估 rhGH 治疗对身高的改善。身高 SDS 计算公式：SDS=（实际身高 cm - 同种族同年龄同性别平均身高 cm）/ 同种族同年龄同性别人群身高标准差。矮小患儿生长激素治疗后有效指标为第一年身高至少增加 0.3～0.5SDS 以上，身高增长速度每年超过 3cm，或身高增速 SDS 大于 +1。另一重要的指标为能否使身高在儿童期内达到接近正常身高。长期治疗效果评价指标：成人身高 SDS、成人身高 SDS 与 rhGH 开始治疗时身高 SDS 的差值、成人身高与预测身高的差值、成人身高与遗传靶身高的差值。

IGF-1 测定可用于评估 GH 治疗的有效性、安全性及依从性，并可据此调整 rhGH 用量。

（2）不良反应指标：rhGH 治疗的相关不良反应包括良性颅内高压症、糖代谢的影响、甲状腺功能减退、股骨头滑脱、脊柱侧弯、诱发肿瘤的可能性、色素痣、腺样体肥大、手脚变大等。注射局部红肿及皮疹并不常见，中耳炎、胰腺炎、男性乳腺发育等有少数报道。

（3）监测指标：甲状腺功能、血糖、胰岛素、性发育情况、骨龄等。rhGH 长期治疗可降低胰岛素敏感性，增加胰岛素抵抗，部分患者出现糖耐量受损，但多为暂时可逆，极少发展为糖尿病。疑有颅内病变者应注意定期重复颅部 MRI 扫描。

（4）随访方式

1）身高、体重、BMI、血糖、胰岛素、IGF-1 及 IGFBP-3、甲状腺功能（TSH、TT_3、TT_4、FT_3、FT_4）。每 3 个月检测一次，若空腹血糖、胰岛素水平偏高，必要时做糖耐量试验，根据结果决定生长激素减量或停药。对于肥胖患者尤其是有糖尿病家族史的患儿，使用 rhGH 治疗时尤其注意监测血糖及胰岛素，避免糖尿病发生。

rhGH 治疗后 IGF-1 的升高不能超过同年龄、同性别健康儿童 +2SD 范围，若 IGF-1 持续升高超过同年龄、同性别健康儿童 +2.5SD，rhGH 减量或停用。在治疗的最初 6～12 个月，依从性好，且治疗剂量合适的情况下，若生长速率未增加，血清 IGF-1 水平未增加，通常提示继续 rhGH 治疗是无效的。需进一步评价诊断是否正确,应注意排除生长激素不敏感综合征。

若出现 TSH 升高,FT$_4$ 降低,根据情况补充 L- 甲状腺素,使甲状腺功能维持在正常范围。

2) 肝肾功能、肾上腺皮质功能、HbAlc 等每 6 个月检测一次。身高的 SDS 每 6 个月计算一次,与治疗前比较,评估治疗效果。

3) 性发育,男性乳房发育,每 3 个月体检一次。

4) 骨龄:每 6 个月检测一次,同时预测成年身高。

5) 头颅 MRI:疑有颅内病变者,或头颅肿瘤术后 2 年后致继发性生长激素缺乏使用生长激素患者,注意定期重复颅部 MRI 扫描,可 3~6 个月复查一次。

(5) 停药指征:严重 GHD 及 PWS 综合征病例应用 rhGH 治疗目的,不仅改善成年身高,还需改善身体成分、脂代谢、生活质量和心功能等,所以严重 GHD 及 PWS 综合征病例的 rhGH 使用从儿童期到成年,但是 rhGH 剂量需要调整。

其他矮小症 rhGH 治疗后停药指征为:身高达健康成人身高范围内(>-2SD);或接近成年身高,即生长速率每年<2cm,男童 BA>16 岁,女童 BA>14 岁。

二、AGHD(成人生长激素缺乏症)终身治疗

成人 GHD(AGHD)是指成人时期表现的 GHD 相关临床症状及相应生化特点,其临床表现无特异性,主要表现为:身体组分的改变,包括瘦肉组织减少、脂肪组织增加,以腹型肥胖为主,骨量减少、骨密度降低(其严重程度与病程相关,约 20% 成人 GHD 患者骨密度 T 值<-2.5);脂代谢异常[如低密度脂蛋胆固醇(LDL-C)升高;高密度脂蛋白胆固醇(HDLC)降低]及过多脂肪堆积在腹部所致中心性肥胖等。胰岛素抵抗及心血管风险增加;工作和活动能力下降,情绪低落、孤独感,生活质量(QoL)下降等。

导致 AGHD 主要原因为:①儿童 GHD 延续至成人,约 50% 儿童 GHD 患者进入成人后生长激素缺乏状态仍持续存在,发展为成人 GHD。②继发于颅脑损伤,是成人 GHD 最常见原因,多继发于垂体腺瘤及其治疗(包括手术和放疗)或颅脑外伤。30%~60% 垂体大腺瘤患者可同时合并一种或几种垂体前叶激素缺乏,生长激素轴常常最早受累。③特发性成人 GHD,单一 GH 缺乏的临床表现往往是非特异性的,该部分患者确诊较为困难。

AGHD 患者的治疗:

1. 成人 GHD 治疗的目标　rhGH 治疗后能最大限度地改善患者临床症状,纠正 GHD 相关并发症,避免相关不良反应,使血清 IGF-1 水平达到与正常人群年龄及性别相匹配的 IGF-1 中位数水平。替代治疗的临床获益通常在持续治疗 6 个月后开始出现。

2. rhGH 治疗的适应证与禁忌证

适应证:确诊为严重成人 GHD 的患者(即 ITT GH 峰值<3μg/L 或相应其他 GH 兴奋试验切点)。主要包括:①下丘脑 - 垂体结构和(或)功能异常(腺瘤、放疗或头颅创伤);②有明显临床特征;③成人 GHD 评估生活质量(QoL)严重下降;④同时需要其他多种垂体激素替代治疗的患者。

绝对禁忌证:包括恶性肿瘤活动期、良性颅内压增高、糖尿病视网膜病变增殖期或增殖前期,妊娠。

3. 治疗方案及剂量选择　鉴于严重 AGHD 患者存在腹型肥胖、脂代谢异常(低密度脂

蛋白胆固醇（LDL-C升高）、胰岛素抵抗及生活质量（QoL）下降等，并容易造成心血管疾病、骨质疏松及容易骨折等并发症发生，目前国内外指南都建议对于严重AGHD患者给予重组人生长激素治疗。指南已明确提出成人GHD患者的治疗需制订个体化治疗方案，不推荐由体重转换计算治疗剂量。建议重组人生长激素治疗严重成人GHD时应从小剂量起始，建议起始剂量为男性0.2mg/d，女性0.3mg/d，老年患者0.1mg/d，再根据患者的临床症状、生化检查结果（IGF-1水平）及不良反应来决定最适合该患者的治疗方案。

对于儿童时期诊断的GHD患者，在达到终身高后，需要停用rhGH替代治疗1个月以上以避免其对内源性GH的抑制作用，再重新评估，制订成人GHD的个体化治疗方案。

给药方式是皮下注射，结合短效制剂的药代动力学特点（皮下注射后4～6小时达高峰，作用持续20～24小时），建议每日睡前腹部皮下给药可最大程度模拟正常个体的GH分泌状态，有并发症者可将每周剂量分为隔日或每3日给药一次，以期获取最佳疗效。

4. 影响生长激素剂量的因素

（1）年龄：年龄越大对外源性生长激素不良反应的敏感性越大，对于较大年龄起病的GHD患者，重组人生长激素的起始剂量按照0.1mg/d开始，剂量调整幅度要小，血清IGF-1水平由低值逐渐增加到平均水平，并维持。但是对肌肉性能的改善不是很明显。

青年及中年人对外源性生长激素不良反应的耐受性相对较大，治疗起始剂量偏大，年龄<30岁：0.4～0.5mg/d；年龄：30～60岁，0.2～0.3mg/d；年龄>60岁，0.1～0.2mg/d。

（2）性别及性激素：不同性别生长激素合成量及机体对生长激素敏感性不同。生育期女性生长激素合成量2倍于同年龄男性，才能获得相同的血清IGF-1浓度。成年GHD女性患者其血清IGF-1水平明显低于同年龄男性患者。治疗后临床症状及血液生化如高脂血症的改善女性效果也不如男性。成年女性GHD患者重组人生长激素起始剂量选择在0.3mg/d。

雌激素对外源性生长激素治疗有影响，尤其口服雌激素通过在肝脏激活GH作用受体后抑制剂而起到抑制IGF-1合成的作用。所以垂体前叶功能减退、绝经期前的女性患者如同时使用雌激素，最好以非口服途径雌激素给药。雄激素替代治疗对GH影响不大。

（3）肥胖与糖尿病：肥胖患者多数存在胰岛素抵抗，外源性重组人生长激素的治疗会加重组织对胰岛素的不敏感，加重胰岛素抵抗，同时生长激素的升高血糖作用会使合并有糖尿病的GHD患者病情加重。所以合并有肥胖及糖尿病的GHD患者建议重组人生长激素起始剂量为0.1～0.2mg/d。

（4）糖皮质激素：11-β羟类固醇脱氢酶1是催化无活性的皮质酮转化为活性皮质醇的最重要的酶，而GH与IGF-1不但通过降低该酶的活性影响皮质醇的代谢，还可以降低血清皮质醇结合蛋白。rhGH替代治疗后可加重部分继发性隐匿性肾上腺皮质功能减退患者的临床症状，使其显性化，因此在rhGH替代治疗时，需要密切随访并评估，必要时重新调整糖皮质激素的剂量。

（5）甲状腺激素：GH增加外周T_4转化成T_3，加重中枢性甲状腺功能减退患者的临床症状，血清T_4降低至正常参考范围低限或更低。甲状腺激素替代治疗的患者，在开始rhGH替代治疗后必须重新评估甲状腺功能，并重新调整甲状腺激素的剂量。

5. 疗效评估　rhGH替代治疗后可显著改善成人GHD患者各种临床症状、高LDL-C血症及减少相关并发症的发生。

（1）身体组分：GH增强脂解作用，显著降低皮下及内脏脂肪组织含量，临床获益从初始治疗 6 个月开始延续至治疗结束。肌肉合成增加,显著增强患者体力,改善其运动能力。

（2）骨骼质量提高:rhGH 替代治疗对骨骼的作用是双向的,治疗前 12 个月内,骨密度（BMD）不增加甚至可能是减低的,但在治疗 1～2 年后,BMD 可以较原来增加 4%～10%。

（3）生活质量提高:患者的情绪、精神等在替代治疗后可得到明显改善,患者自信心增强。

（4）心血管风险降低:rhGH 改善动脉壁的弹性,一定程度上降低患者血压,另外血脂谱的改善也使心血管风险明显降低。

如果治疗 1 年后临床症状及血液生化指标未改善或治疗过程中出现明显不良反应,及时终止 rhGH 替代治疗。

6. rhGH 治疗风险　有报道 rhGH 治疗的相关不良反应发生率仅为 5%～18%。在治疗早期以体液潴留相关不良反应最常见,包括感觉异常、关节僵硬、外周性水肿、肌痛、腕管综合征等。但视网膜病变及良性颅内压增高在成人 GHD 患者中罕见。随着治疗剂量的逐渐减少,大多数患者的不良反应会得到改善。目前研究证实严格掌握适应证,由垂体肿瘤手术后导致的 GHD 在治疗前及治疗后 6 个月定期做垂体 MRI 可防止肿瘤复发,目前也没有证据证明 rhGH 使用可增加新发肿瘤的发生。

7. 随访　随访指标:临床症状、血液生化指标及不良反应。包括 QoL（生活质量）,体重、身高及 BMI、腰围、血压、体脂、IGF-1,骨代谢指标、骨密度、血脂及血糖谱等。

rhGH 开始用药 6 周内即进行一次血液 IGF-1 浓度检测,使 IGF-1 维持在年龄与性别相匹配的正常范围中位数附近。血清 IGF-1 浓度是剂量调整的唯一生化指标。在以后的 rhGH 替代治疗过程中,剂量调整阶段应每 2 个月随访一次,根据患者的临床表现、不良反应及 IGF-1 调整 rhGH 替代治疗剂量。当制订最佳治疗方案后,每 3～6 个月监测:临床症状、体重、身高、BMI、腰围、血压、体脂;每 6～12 个月:进行成人 GHD 相关 QoL 评估;每 12 个月:IGF-1、骨代谢指标、血脂及血糖检测;每 2 年:进行骨密度检查。

持续血脂升高需要考虑降脂药物治疗;当出现葡萄糖耐量异常时,应考虑 GH 对胰岛素抵抗的不良反应,停用或者调整 rhGH 剂量。垂体前叶功能减退患者,定期评估下丘脑 - 垂体 - 甲状腺轴及下丘脑 - 垂体 - 肾上腺轴,及时调整相应替代药物的剂量。如果 GHD 患者在 rhGH 替代治疗后的获益是明显的,继续该治疗方案;如果治疗 1 年后未达到预期获益或治疗过程中出现明显不良反应,及时终止 rhGH 替代治疗。

（李　嫔）

● 参考文献

1. Şükran Poyrazoğlu, Teoman Akçay, İlknur Arslanoğlu, et, al. Current Practice in Diagnosis and Treatment of Growth Hormone Deficiency in Childhood: A Survey from Turkey. JClin Res PediatrEndocrinol, 2015, 7（1）: 37-44.

2. 梁雁,罗小平. 高度重视重组人生长激素在儿科临床的规范化应用及安全性监测. 中华儿科杂志, 2013, 51（6）: 401-405.

3. 潘慧,班博,于萍,等. 从临床诊疗指南及专家共识角度看重组人生长激素治疗的规范化应用. 中华诊断学电子杂志, 2014, 2（2）: 85-89.

4. 中华医学会儿科学分会内分泌遗传代谢学组《中华儿科杂志》编辑委员会. 基因重组人生长激素儿科临床规范应用的建议. 中华儿科杂志, 2013, 51（6）: 426-432.

5. ValentinaGasco，MarinaCaputo，FabioLanfranco，etal. Management of GH treatment in adult GH deficiency. Best Practice & Research Clinical Endocrinology & Metabolism，2017，31：13-24.

6. Molitch ME，Clemmons DR，MalozowskiS，et al. Evaluation and treatment of adult growth hormone deficiency: an Endocrine society clinical practice guideline. J Clin Endocrinol Metab，2011，96：1587-1609.

7. Allen DB，Backeljauw P，Bidlingmaier M，et al. GH safety workshop position paper: a critical appraisal of recombinant human GH therapy in children and adult. Eur J Endocrinol，2015，174：1-9.

8. Shen L，Sun CM，LiXT，etal. Growth hormone therapy and risk of recurrence/progression in intracranial tumors: a meta-analysis. Neurol Sci，2015，36：1859-1867.

9. Child CJ，Conroy D，Zimmermann AG，etal. Incidence of primary cancers and intracranial tumour recurrences in GH-treated and untreated adult hypopituitarypatients: analyses from the Hypopituitary Control and Complications Study. Eur J Endocrinol，2015，172：779-790.

10. Van Varsseveld NC，Van Bunderen CC，Franken AA，et al. Tumor recurrence or regrowth in adults with nonfunctioning pituitary adenomas using GH replacement therapy. J Clin Endocrinol Metab. 2015；100：3132-3139.

11. Izumi FUKUDA，Naomi HIZUKA，TokoMURAOKA，etal. Adult Growth Hormone Deficiency: Current Concepts. Neurol Med Chir（Tokyo），2014，54：599-605.

附 录

附录1 各相关曲线及标准值

一、中国儿童青少年生长标准 / 参照值（附表1-1～附表1-5）

附表1-1 0～18岁男童身高百分位参照值（2005）

年龄	百分位（cm）								
	1	3	10	25	50	75	90	97	99
出生	46.3	47.1	48.1	49.2	50.4	51.6	52.7	53.8	54.6
3月	56.8	57.7	59.1	60.4	62.0	63.5	64.9	66.3	67.4
6月	62.9	64.0	65.4	66.8	68.4	70.0	71.5	73.0	74.1
9月	66.8	67.9	69.4	70.9	72.6	74.4	75.9	77.5	78.7
1.0岁	70.3	71.5	73.1	74.7	76.5	78.4	80.1	81.8	83.1
3月	73.1	74.4	76.1	77.8	79.8	81.8	83.6	85.4	86.8
6月	75.6	76.9	78.7	80.6	82.7	84.8	86.7	88.7	90.1
9月	78.1	79.5	81.4	83.4	85.6	87.9	90.0	92.0	93.6
2.0岁	80.6	82.1	84.1	86.2	88.5	90.9	93.1	95.3	97.0
3月	82.8	84.3	86.5	88.7	91.1	93.6	95.9	98.2	99.9
6月	84.8	86.4	88.6	90.8	93.3	95.9	98.2	100.5	102.3
9月	86.8	88.4	90.6	92.9	95.4	98.0	100.4	102.7	104.5
3.0岁	88.1	89.7	91.9	94.2	96.8	99.4	101.8	104.1	105.9
3月	90.0	91.6	93.9	96.2	98.8	101.4	103.8	106.2	108.0
6月	91.7	93.4	95.7	98.0	100.6	103.2	105.7	108.1	109.9
9月	93.4	95.1	97.4	99.7	102.4	105.1	107.5	109.9	111.8
4.0岁	95.0	96.7	99.1	101.4	104.1	106.9	109.3	111.8	113.7
3月	96.6	98.4	100.7	103.2	105.9	108.7	111.2	113.7	115.6
6月	98.2	100.0	102.4	104.9	107.7	110.5	113.1	115.7	117.6
9月	99.8	101.6	104.1	106.6	109.5	112.4	115.0	117.6	119.6
5.0岁	101.4	103.3	105.8	108.4	111.3	114.2	116.9	119.6	121.6
3月	103.0	104.9	107.4	110.1	113.0	116.0	118.7	121.5	123.5
6月	104.5	106.4	109.0	111.7	114.7	117.7	120.5	123.3	125.4
9月	105.9	107.8	110.5	113.2	116.3	119.4	122.2	125.0	127.2
6.0岁	107.1	109.1	111.8	114.6	117.7	120.9	123.7	126.6	128.8
3月	108.4	110.4	113.1	116.0	119.2	122.4	125.3	128.3	130.5
6月	109.6	111.7	114.5	117.4	120.7	123.9	126.9	129.9	132.2
9月	111.0	113.2	116.0	119.0	122.3	125.7	128.8	131.8	134.1

年龄	百分位（cm）								
	1	3	10	25	50	75	90	97	99
7.0 岁	112.5	114.6	117.6	120.6	124.0	127.4	130.5	133.7	136.0
3 月	113.8	116.0	119.0	122.1	125.6	129.1	132.3	135.5	137.9
6 月	115.1	117.4	120.5	123.6	127.1	130.7	133.9	137.2	139.6
9 月	116.4	118.7	121.8	125.0	128.6	132.2	135.5	138.8	141.3
8.0 岁	117.6	119.9	123.1	126.3	130.0	133.7	137.1	140.4	143.0
3 月	118.7	121.1	124.3	127.7	131.4	135.2	138.6	142.0	144.6
6 月	119.9	122.3	125.6	129.0	132.7	136.6	140.1	143.6	146.2
9 月	121.0	123.4	126.8	130.2	134.1	138.0	141.5	145.0	147.7
9.0 岁	122.0	124.6	128.0	131.4	135.4	139.3	142.9	146.5	149.2
3 月	123.1	125.7	129.1	132.7	136.6	140.7	144.3	148.0	150.7
6 月	124.1	126.7	130.3	133.9	137.9	142.0	145.7	149.4	152.2
9 月	125.0	127.7	131.2	134.9	139.0	143.1	146.9	150.6	153.5
10 岁	126.0	128.7	132.3	136.0	140.2	144.4	148.2	152.0	154.8
3 月	126.9	129.7	133.4	137.1	141.4	145.6	149.5	153.4	156.3
6 月	127.9	130.7	134.5	138.3	142.6	147.0	150.9	154.9	157.8
9 月	129.0	131.8	135.6	139.6	143.9	148.4	152.4	156.4	159.4
11 岁	130.0	132.9	136.8	140.8	145.3	149.9	154.0	158.1	161.1
3 月	131.1	134.1	138.1	142.2	146.8	151.5	155.7	159.8	163.0
6 月	132.3	135.3	139.5	143.7	148.4	153.1	157.4	161.7	164.9
9 月	133.5	136.7	141.0	145.3	150.2	155.1	159.5	163.9	167.2
12 岁	134.9	138.1	142.5	147.0	151.9	157.0	161.5	166.0	169.4
3 月	136.2	139.6	144.1	148.6	153.8	158.9	163.5	168.1	171.6
6 月	137.8	141.1	145.7	150.4	155.6	160.8	165.5	170.2	173.7
9 月	139.6	143.0	147.7	152.4	157.6	162.9	167.6	172.3	175.8
13 岁	141.5	145.0	149.6	154.3	159.5	164.8	169.5	174.2	177.7
3 月	143.5	146.9	151.5	156.1	161.3	166.5	171.2	175.8	179.3
6 月	145.4	148.8	153.3	157.9	163.0	168.1	172.7	177.2	180.6
9 月	147.3	150.6	155.0	159.5	164.5	169.5	174.0	178.4	181.7
14 岁	149.1	152.3	156.7	161.0	165.9	170.7	175.1	179.4	182.6
3 月	150.8	153.9	158.1	162.4	167.1	171.8	176.1	180.2	183.3
6 月	152.3	155.3	159.4	163.6	168.2	172.8	176.9	181.0	184.0
9 月	153.5	156.5	160.5	164.5	169.0	173.5	177.6	181.5	184.5
15 岁	154.6	157.5	161.4	165.4	169.8	174.2	178.2	182.0	184.9
16 岁	157.1	159.9	163.6	167.4	171.6	175.8	179.5	183.2	186.0
17 岁	158.1	160.9	164.5	168.2	172.3	176.4	180.1	183.7	186.4
18 岁	158.6	161.3	164.9	168.6	172.7	176.7	180.4	183.9	186.6

说明：本表＜3 岁为身长，＞3 岁为身高

附表 1-2　0~18 岁女童身高百分位参照值（2005）

年龄	百分位（cm）								
	1	3	10	25	50	75	90	97	99
出生	45.8	46.6	47.5	48.6	49.7	50.9	51.9	53.0	53.8
3 月	55.6	56.5	57.8	59.1	60.6	62.1	63.5	64.9	65.9
6 月	61.6	62.5	63.9	65.2	66.8	68.4	69.8	71.2	72.3
9 月	65.3	66.4	67.8	69.3	71.0	72.8	74.3	75.9	77.1
1.0 岁	68.9	70.0	71.6	73.2	75.0	76.8	78.5	80.2	81.4
3 月	72.0	73.2	74.9	76.6	78.5	80.4	82.2	84.0	85.3
6 月	74.7	76.0	77.7	79.5	81.5	83.6	85.5	87.4	88.8
9 月	77.1	78.5	80.4	82.3	84.4	86.6	88.6	90.7	92.2
2.0 岁	79.5	80.9	82.9	84.9	87.2	89.6	91.7	93.9	95.5
3 月	81.6	83.1	85.2	87.4	89.8	92.3	94.5	96.8	98.5
6 月	83.7	85.2	87.4	89.6	92.1	94.6	97.0	99.3	101.1
9 月	85.7	87.3	89.5	91.7	94.3	96.8	99.2	101.6	103.3
3.0 岁	87.0	88.6	90.8	93.1	95.6	98.2	100.5	102.9	104.7
3 月	89.0	90.6	92.8	95.0	97.5	100.1	102.5	104.9	106.7
6 月	90.8	92.4	94.6	96.8	99.4	102.0	104.4	106.8	108.6
9 月	92.5	94.1	96.4	98.6	101.2	103.9	106.3	108.7	110.5
4.0 岁	94.2	95.8	98.1	100.4	103.1	105.7	108.2	110.6	112.5
3 月	95.8	97.5	99.8	102.2	104.9	107.6	110.1	112.6	114.5
6 月	97.4	99.2	101.5	104.0	106.7	109.5	112.1	114.7	116.6
9 月	99.0	100.8	103.2	105.7	108.5	111.4	114.0	116.6	118.6
5.0 岁	100.5	102.3	104.8	107.3	110.2	113.1	115.7	118.4	120.4
3 月	102.0	103.9	106.4	108.9	111.9	114.8	117.5	120.2	122.2
6 月	103.5	105.4	108.0	110.6	113.5	116.5	119.3	122.0	124.1
9 月	104.9	106.8	109.5	112.1	115.2	118.2	121.0	123.8	125.9
6.0 岁	106.1	108.1	110.8	113.5	116.6	119.7	122.5	125.4	127.5
3 月	107.3	109.3	112.1	114.9	118.0	121.2	124.1	127.0	129.1
6 月	108.6	110.6	113.4	116.2	119.4	122.7	125.6	128.6	130.8
9 月	109.9	112.0	114.8	117.7	121.0	124.3	127.3	130.3	132.6
7.0 岁	111.2	113.3	116.2	119.2	122.5	125.9	129.0	132.1	134.4
3 月	112.5	114.6	117.6	120.7	124.1	127.5	130.7	133.8	136.2
6 月	113.7	116.0	119.0	122.1	125.6	129.1	132.3	135.5	137.9
9 月	115.0	117.2	120.3	123.5	127.0	130.6	133.9	137.1	139.5
8.0 岁	116.2	118.5	121.6	124.9	128.5	132.1	135.4	138.7	141.2
3 月	117.4	119.7	122.9	126.2	129.9	133.6	137.0	140.3	142.8
6 月	118.6	121.0	124.2	127.6	131.3	135.1	138.5	141.9	144.5
9 月	119.7	122.1	125.5	128.9	132.7	136.5	140.0	143.5	146.1
9.0 岁	120.8	123.3	126.7	130.2	134.1	138.0	141.6	145.1	147.8
3 月	121.9	124.5	128.0	131.5	135.5	139.5	143.2	146.8	149.5
6 月	123.1	125.7	129.3	132.9	137.0	141.1	144.8	148.5	151.2
9 月	124.3	127.0	130.7	134.4	138.5	142.7	146.5	150.3	153.1

年龄	百分位（cm）								
	1	3	10	25	50	75	90	97	99
10 岁	125.6	128.3	132.1	135.9	140.1	144.4	148.2	152.0	154.9
3 月	126.9	129.7	133.5	137.4	141.7	146.0	149.9	153.8	156.7
6 月	128.2	131.1	135.0	138.9	143.3	147.7	151.6	155.6	158.5
9 月	129.8	132.7	136.6	140.6	145.0	149.4	153.5	157.4	160.4
11 岁	131.3	134.2	138.2	142.2	146.6	151.1	155.2	159.2	162.1
3 月	132.8	135.7	139.7	143.7	148.2	152.7	156.7	160.7	163.7
6 月	134.3	137.2	141.2	145.2	149.7	154.1	158.2	162.1	165.1
9 月	135.9	138.8	142.7	146.7	151.1	155.5	159.5	163.4	166.4
12 岁	137.4	140.2	144.1	148.0	152.4	156.7	160.7	164.5	167.4
3 月	138.8	141.6	145.4	149.3	153.6	157.8	161.7	165.5	168.3
6 月	140.1	142.9	146.6	150.4	154.6	158.8	162.6	166.3	169.1
9 月	141.2	144.0	147.6	151.4	155.5	159.6	163.3	167.0	169.7
13 岁	142.3	145.0	148.6	152.2	156.3	160.3	164.0	167.6	170.2
3 月	143.2	145.9	149.4	153.0	157.0	161.0	164.6	168.1	170.7
6 月	144.1	146.7	150.2	153.7	157.6	161.6	165.1	168.6	171.1
9 月	144.8	147.3	150.8	154.3	158.2	162.0	165.5	168.9	171.5
14 岁	145.4	147.9	151.3	154.8	158.6	162.4	165.9	169.3	171.8
3 月	145.9	148.4	151.8	155.2	159.0	162.8	166.2	169.5	172.0
6 月	146.4	148.9	152.2	155.6	159.4	163.1	166.5	169.8	172.2
9 月	146.7	149.2	152.5	155.9	159.6	163.3	166.7	170.0	172.4
15 岁	147.0	149.5	152.8	156.1	159.8	163.5	166.8	170.1	172.5
16 岁	147.4	149.8	153.1	156.4	160.1	163.8	167.1	170.3	172.7
17 岁	147.7	150.1	153.4	156.7	160.3	164.0	167.3	170.5	172.9
18 岁	148.0	150.4	153.7	157.0	160.6	164.2	167.5	170.7	173.0

说明：本表<3 岁为身长，>3 岁为身高

附表 1-3 　0～18 岁男童体重百分位参照值（2005）

年龄	百分位（kg）								
	1	3	10	25	50	75	90	97	99
出生	2.47	2.62	2.83	3.06	3.32	3.59	3.85	4.12	4.33
3 月	5.09	5.37	5.77	6.20	6.70	7.24	7.76	8.29	8.71
6 月	6.46	6.80	7.28	7.80	8.41	9.07	9.70	10.37	10.89
9 月	7.19	7.56	8.09	8.66	9.33	10.06	10.75	11.49	12.06
1.0 岁	7.77	8.16	8.72	9.33	10.05	10.83	11.58	12.37	13.00
3 月	8.27	8.68	9.27	9.91	10.68	11.51	12.30	13.15	13.81
6 月	8.75	9.19	9.81	10.48	11.29	12.16	13.01	13.90	14.61
9 月	9.26	9.71	10.37	11.08	11.93	12.86	13.75	14.70	15.45

年龄	百分位(kg)								
	1	3	10	25	50	75	90	97	99
2.0 岁	9.74	10.22	10.90	11.65	12.54	13.51	14.46	15.46	16.25
3 月	10.18	10.68	11.39	12.17	13.11	14.12	15.11	16.17	17.00
6 月	10.59	11.11	11.85	12.66	13.64	14.70	15.73	16.83	17.71
9 月	11.00	11.53	12.30	13.14	14.15	15.26	16.33	17.48	18.40
3.0 岁	11.39	11.94	12.74	13.61	14.65	15.80	16.92	18.12	19.08
3 月	11.77	12.34	13.16	14.06	15.15	16.34	17.51	18.76	19.75
6 月	12.14	12.73	13.58	14.51	15.63	16.86	18.08	19.38	20.42
9 月	12.51	13.12	14.00	14.96	16.13	17.41	18.67	20.03	21.12
4.0 岁	12.89	13.52	14.43	15.43	16.64	17.98	19.29	20.71	21.85
3 月	13.29	13.94	14.88	15.92	17.18	18.58	19.95	21.45	22.65
6 月	13.69	14.37	15.35	16.43	17.75	19.22	20.67	22.24	23.51
9 月	14.10	14.81	15.83	16.96	18.35	19.89	21.42	23.08	24.43
5.0 岁	14.53	15.26	16.33	17.52	18.98	20.61	22.23	24.00	25.45
3 月	14.93	15.69	16.81	18.06	19.60	21.31	23.03	24.92	26.46
6 月	15.29	16.09	17.26	18.56	20.18	21.98	23.81	25.81	27.45
9 月	15.64	16.47	17.69	19.05	20.75	22.65	24.58	26.72	28.47
6.0 岁	15.93	16.80	18.06	19.49	21.26	23.26	25.29	27.55	29.41
3 月	16.25	17.15	18.47	19.96	21.82	23.94	26.09	28.49	30.49
6 月	16.59	17.53	18.92	20.49	22.45	24.70	27.00	29.57	31.72
9 月	17.01	18.00	19.47	21.14	23.24	25.66	28.15	30.96	33.31
7.0 岁	17.44	18.48	20.04	21.81	24.06	26.66	29.35	32.41	35.00
3 月	17.86	18.96	20.61	22.49	24.89	27.68	30.59	33.92	36.75
6 月	18.27	19.43	21.17	23.16	25.72	28.70	31.84	35.45	38.53
9 月	18.67	19.88	21.71	23.82	26.53	29.72	33.08	36.98	40.32
8.0 岁	19.05	20.32	22.24	24.46	27.33	30.71	34.31	38.49	42.10
3 月	19.42	20.75	22.76	25.09	28.12	31.70	35.53	40.00	43.87
6 月	19.79	21.18	23.28	25.73	28.91	32.69	36.74	41.49	45.62
9 月	20.16	21.60	23.79	26.34	29.67	33.64	37.90	42.91	47.28
9.0 岁	20.54	22.04	24.31	26.98	30.46	34.61	39.08	44.35	48.95
3 月	20.93	22.49	24.86	27.63	31.26	35.61	40.28	45.80	50.61
6 月	21.33	22.95	25.42	28.31	32.09	36.61	41.49	47.24	52.26
9 月	21.72	23.41	25.96	28.97	32.89	37.59	42.65	48.61	53.81
10 岁	22.14	23.89	26.55	29.66	33.74	38.61	43.85	50.01	55.38
3 月	22.59	24.40	27.17	30.41	34.63	39.68	45.10	51.45	56.97
6 月	23.07	24.96	27.83	31.20	35.58	40.81	46.40	52.93	58.58
9 月	23.60	25.57	28.56	32.06	36.61	42.01	47.77	54.48	60.26

年龄	百分位（kg）								
	1	3	10	25	50	75	90	97	99
11 岁	24.15	26.21	29.33	32.97	37.69	43.27	49.20	56.07	61.96
3 月	24.74	26.89	30.13	33.92	38.81	44.58	50.68	57.71	63.70
6 月	25.35	27.59	30.97	34.91	39.98	45.94	52.21	59.40	65.50
9 月	25.99	28.33	31.86	35.96	41.23	47.39	53.84	61.21	67.43
12 岁	26.64	29.09	32.77	37.03	42.49	48.86	55.50	63.04	69.39
3 月	27.34	29.88	33.71	38.13	43.79	50.36	57.19	64.91	71.38
6 月	28.10	30.74	34.71	39.29	45.13	51.89	58.90	66.81	73.41
9 月	29.02	31.75	35.86	40.59	46.62	53.58	60.77	68.86	75.60
13 岁	30.00	32.82	37.04	41.90	48.08	55.21	62.57	70.83	77.69
3 月	31.03	33.91	38.23	43.19	49.50	56.77	64.25	72.66	79.64
6 月	32.11	35.03	39.42	44.45	50.85	58.21	65.80	74.33	81.41
9 月	33.26	36.21	40.64	45.72	52.17	59.60	67.27	75.88	83.04
14 岁	34.40	37.36	41.80	46.90	53.37	60.83	68.53	77.20	84.43
3 月	35.51	38.47	42.90	47.99	54.45	61.91	69.62	78.31	85.57
6 月	36.58	39.53	43.94	49.00	55.43	62.86	70.55	79.24	86.50
9 月	37.58	40.51	44.89	49.91	56.30	63.68	71.33	79.99	87.23
15 岁	38.52	41.43	45.77	50.75	57.08	64.40	72.00	80.60	87.81
16 岁	41.48	44.28	48.47	53.26	59.35	66.40	73.73	82.05	89.06
17 岁	43.30	46.04	50.11	54.77	60.68	67.51	74.62	82.70	89.51
18 岁	44.32	47.01	51.02	55.60	61.40	68.11	75.08	83.00	89.69

附表 1-4   0～18 岁女童体重百分位参照值（2005）

月龄	百分位（kg）								
	1	3	10	25	50	75	90	97	99
出生	2.44	2.57	2.76	2.96	3.21	3.49	3.75	4.04	4.27
3 月	4.73	4.96	5.30	5.68	6.13	6.62	7.10	7.62	8.03
6 月	6.05	6.34	6.76	7.21	7.77	8.37	8.96	9.59	10.10
9 月	6.79	7.11	7.58	8.08	8.69	9.36	10.01	10.71	11.27
1.0 岁	7.36	7.70	8.20	8.74	9.40	10.12	10.82	11.57	12.17
3 月	7.85	8.22	8.75	9.33	10.02	10.79	11.53	12.33	12.97
6 月	8.34	8.73	9.29	9.91	10.65	11.46	12.25	13.11	13.79
9 月	8.85	9.26	9.86	10.51	11.30	12.17	13.01	13.93	14.66
2.0 岁	9.32	9.76	10.39	11.08	11.92	12.84	13.74	14.71	15.49
3 月	9.75	10.21	10.88	11.61	12.50	13.47	14.42	15.45	16.28
6 月	10.16	10.65	11.35	12.12	13.05	14.07	15.08	16.16	17.04
9 月	10.57	11.08	11.81	12.62	13.59	14.66	15.72	16.87	17.78
3.0 岁	10.97	11.50	12.27	13.11	14.13	15.25	16.36	17.55	18.52
3 月	11.37	11.92	12.71	13.59	14.65	15.82	16.98	18.23	19.24
6 月	11.75	12.32	13.14	14.05	15.16	16.38	17.59	18.89	19.95
9 月	12.12	12.71	13.57	14.51	15.67	16.94	18.20	19.56	20.66

月龄	百分位（kg）								
	1	3	10	25	50	75	90	97	99
4.0 岁	12.49	13.10	13.99	14.97	16.17	17.50	18.81	20.24	21.39
3 月	12.85	13.49	14.42	15.44	16.69	18.07	19.44	20.94	22.14
6 月	13.22	13.89	14.85	15.92	17.22	18.66	20.10	21.67	22.94
9 月	13.58	14.27	15.27	16.38	17.75	19.26	20.76	22.41	23.74
5.0 岁	13.92	14.64	15.68	16.84	18.26	19.83	21.41	23.14	24.54
3 月	14.26	15.01	16.09	17.30	18.78	20.43	22.09	23.90	25.37
6 月	14.62	15.39	16.52	17.78	19.33	21.06	22.81	24.72	26.27
9 月	14.96	15.76	16.94	18.25	19.88	21.69	23.52	25.53	27.18
6.0 岁	15.27	16.10	17.32	18.68	20.37	22.27	24.19	26.30	28.03
3 月	15.58	16.44	17.71	19.13	20.89	22.88	24.88	27.10	28.92
6 月	15.90	16.80	18.12	19.60	21.44	23.51	25.62	27.96	29.88
9 月	16.25	17.18	18.55	20.10	22.03	24.21	26.43	28.90	30.94
7.0 岁	16.60	17.58	19.01	20.62	22.64	24.94	27.28	29.89	32.05
3 月	16.97	17.98	19.47	21.16	23.28	25.70	28.17	30.93	33.23
6 月	17.34	18.39	19.95	21.71	23.93	26.48	29.08	32.01	34.46
9 月	17.69	18.79	20.41	22.25	24.58	27.25	30.00	33.09	35.68
8.0 岁	18.06	19.20	20.89	22.81	25.25	28.05	30.95	34.23	36.98
3 月	18.43	19.62	21.38	23.39	25.94	28.89	31.95	35.42	38.35
6 月	18.81	20.05	21.88	23.99	26.67	29.77	33.00	36.69	39.80
9 月	19.20	20.48	22.39	24.60	27.41	30.68	34.09	38.00	41.32
9.0 岁	19.59	20.93	22.93	25.23	28.19	31.63	35.26	39.41	42.95
3 月	20.01	21.40	23.49	25.90	29.01	32.65	36.49	40.92	44.70
6 月	20.44	21.89	24.08	26.61	29.87	33.72	37.79	42.51	46.56
9 月	20.91	22.42	24.71	27.36	30.80	34.86	39.19	44.21	48.55
10 岁	21.40	22.98	25.36	28.15	31.76	36.05	40.63	45.97	50.60
3 月	21.93	23.57	26.06	28.97	32.76	37.27	42.10	47.77	52.70
6 月	22.51	24.22	26.80	29.84	33.80	38.53	43.61	49.59	54.80
9 月	23.18	24.96	27.65	30.81	34.94	39.89	45.22	51.50	56.99
11 岁	23.91	25.74	28.53	31.81	36.10	41.24	46.78	53.33	59.05
3 月	24.67	26.57	29.44	32.82	37.25	42.56	48.29	55.05	60.97
6 月	25.48	27.43	30.39	33.86	38.40	43.85	49.73	56.67	62.74
9 月	26.38	28.38	31.41	34.96	39.61	45.18	51.17	58.25	64.43
12 岁	27.30	29.33	32.42	36.04	40.77	46.42	52.49	59.64	65.87
3 月	28.21	30.28	33.42	37.09	41.86	47.56	53.66	60.84	67.08
6 月	29.13	31.22	34.39	38.09	42.89	48.60	54.71	61.86	68.07
9 月	30.06	32.17	35.36	39.07	43.88	49.58	55.65	62.73	68.86

月龄	百分位（kg）								
	1	3	10	25	50	75	90	97	99
13 岁	30.97	33.09	36.29	40.00	44.79	50.45	56.46	63.45	69.47
3 月	31.84	33.97	37.17	40.87	45.64	51.24	57.18	64.05	69.95
6 月	32.69	34.82	38.01	41.69	46.42	51.97	57.81	64.55	70.33
9 月	33.50	35.63	38.81	42.47	47.16	52.63	58.38	64.99	70.63
14 岁	34.26	36.38	39.55	43.19	47.83	53.23	58.88	65.36	70.87
3 月	34.96	37.08	40.23	43.84	48.43	53.76	59.32	65.67	71.06
6 月	35.60	37.71	40.84	44.43	48.97	54.23	59.70	65.93	71.20
9 月	36.15	38.25	41.37	44.92	49.42	54.62	60.01	66.13	71.30
15 岁	36.64	38.73	41.83	45.36	49.82	54.96	60.28	66.30	71.38
16 岁	37.89	39.96	43.01	46.47	50.81	55.79	60.91	66.69	71.52
17 岁	38.39	40.44	43.47	46.90	51.20	56.11	61.15	66.82	71.55
18 岁	38.67	40.71	43.73	47.14	51.41	56.28	61.28	66.89	71.57

附表 1-5　中国 0～18 岁儿童坐高与下身长比值（SH/LL）

年龄	男			女		
	P_3	P_{50}	P_{97}	P_3	P_{50}	P_{97}
初生	1.67	2.00	2.42	1.69	2.03	2.46
3 月	1.63	1.95	2.3	1.63	1.94	2.31
6 月	1.56	1.84	2.14	1.56	1.83	2.15
9 月	1.50	1.75	2.03	1.51	1.75	2.03
1.0 岁	1.46	1.69	1.94	1.45	1.68	1.94
2.0 岁	1.36	1.54	1.73	1.35	1.53	1.73
3.0 岁	1.30	1.44	1.58	1.29	1.43	1.58
4.0 岁	1.24	1.36	1.48	1.23	1.35	1.47
5.0 岁	1.20	1.30	1.41	1.19	1.29	1.41
6.0 岁	1.16	1.26	1.37	1.15	1.25	1.36
7.0 岁	1.12	1.22	1.33	1.12	1.22	1.32
8.0 岁	1.09	1.19	1.29	1.08	1.18	1.29
9.0 岁	1.06	1.16	1.27	1.06	1.16	1.26
10 岁	1.04	1.14	1.25	1.04	1.14	1.25
11 岁	1.02	1.12	1.23	1.03	1.13	1.24
12 岁	1.01	1.11	1.22	1.04	1.14	1.25
13 岁	1.01	1.11	1.22	1.04	1.15	1.26
14 岁	1.01	1.12	1.23	1.05	1.16	1.27
15 岁	1.02	1.13	1.24	1.06	1.16	1.28
16 岁	1.03	1.14	1.25	1.06	1.17	1.29
17 岁	1.04	1.15	1.26	1.07	1.18	1.30
18 岁	1.05	1.16	1.27	1.07	1.18	1.30

注：数据来源于 2005 年九省市儿童体格发育调查，表中年龄为整月和整岁

注：坐高与下身长（也称腿长，身高减坐高获得）比值（SH/LL），其意义等同上、下部量比值

二、生长曲线图（附图1-1～附图1-4）

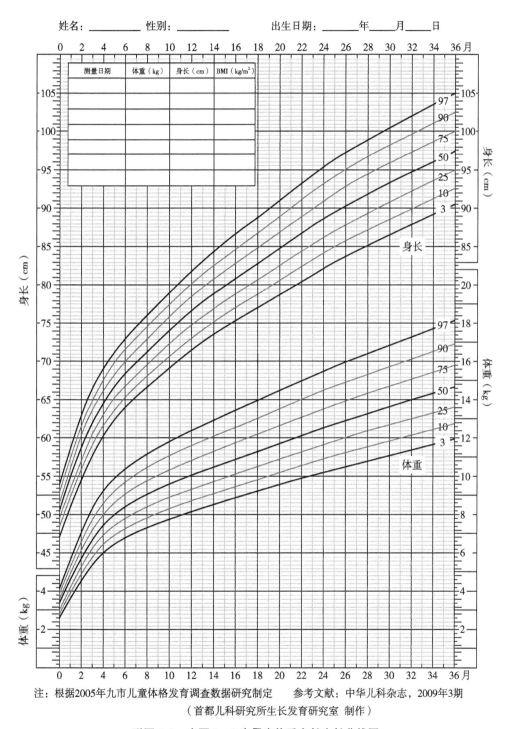

姓名：_____　性别：_____　　　出生日期：_____年____月____日

注：根据2005年九市儿童体格发育调查数据研究制定　　参考文献：中华儿科杂志，2009年3期
（首都儿科研究所生长发育研究室　制作）

附图 1-1　中国0～3岁男童体重身长生长曲线图

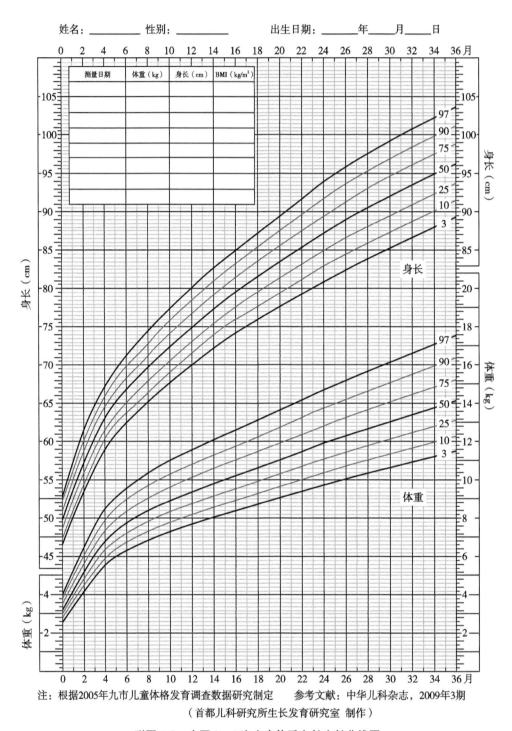

姓名：_____ 性别：_____   出生日期：_____年____月____日

注：根据2005年九市儿童体格发育调查数据研究制定　　参考文献：中华儿科杂志，2009年3期

（首都儿科研究所生长发育研究室　制作）

附图1-2　中国0～3岁女童体重身长生长曲线图

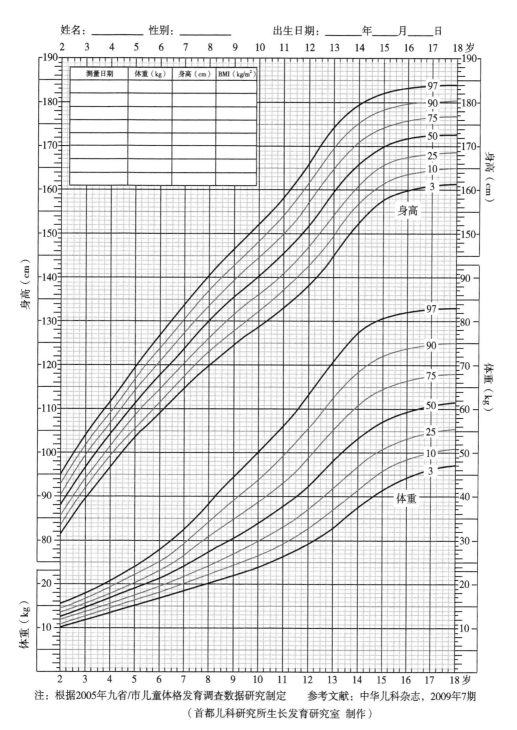

姓名：_____ 性别：_____　　出生日期：_____年____月____日

注：根据2005年九省/市儿童体格发育调查数据研究制定　　参考文献：中华儿科杂志，2009年7期

（首都儿科研究所生长发育研究室　制作）

附图 1-3　中国 2～18 岁男童身高体重生长曲线图

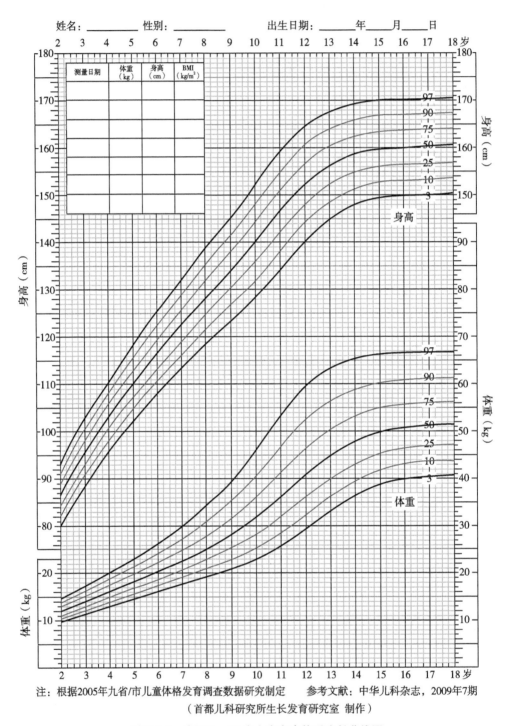

姓名：_____ 性别：_____ 　　　出生日期：_____年____月____日

测量日期	体重 （kg）	身高 （cm）	BMI （kg/m²）

注：根据2005年九省/市儿童体格发育调查数据研究制定　　参考文献：中华儿科杂志，2009年7期

（首都儿科研究所生长发育研究室　制作）

附图1-4　中国2～18岁女童身高体重生长曲线图

附录2　身材矮小症的检查

由于人体生长激素分泌呈脉冲式分泌，以夜间深睡眠状态分泌最为旺盛，在分泌低峰时，尤为白天，血循环中难以测到。但是，起床后轻微活动，即可见 GH 水平上升，剧烈活动后 GH 明显升高，因此随机一次测定生长激素水平对诊断生长激素缺乏无临床意义。测定生长激素水平的经典试验包括生理激发试验（运动、睡眠试验）和药物激发试验（左旋多巴、胰岛素、精氨酸、可乐定、胰高血糖素等），不同激发试验促进 GH 分泌的机制不同。由于任何一种试验均存在 15% 的假阳性率，因此，必须在 2 项刺激试验均不正常时，才能诊断生长激素缺乏症（GHD）。

一、GH 药物刺激试验（pharmacological GH stimulation test）

为 GH 缺乏症的确诊试验。临床上常用的激发试验药物有胰岛素、精氨酸、L- 多巴、可乐定、胰高血糖素。一般选择两种作用机制不同的药物作刺激试验，以避免假阴性。如果两种药物激发后 GH 峰值<10μg/L，考虑 GH 缺乏。

（一）胰岛素激发试验（insulin stimulation test）

该试验是通过胰岛素诱导低血糖而刺激 GH 分泌，低血糖经中枢 α - 肾上腺素途径，使下丘脑 GHRH 释放，从而促进垂体 GH 的合成与分泌。

【适应证】　适用于 2 岁以上矮小儿童的 GHD 诊断。

【禁忌证】　对有癫痫病史、心肌缺血、怀疑全垂体功能低下者不宜做此项检查。

【操作前准备】　①受试者从午夜起禁食、禁水。幼童在试验前一日睡前加餐一次。②记录患者身高、体重。③提前安置静脉留置针头两个，一个取血用，另一个备用（出现低血糖症状时静脉应用葡萄糖），试验在上午 8 时开始。④试验第一小时内需在临床医生监护下进行。⑤准备 10% 及 50% 的葡萄糖 20ml 各一支。

【操作方法】　禁食 8 小时，试验前静卧 1 小时后安置静脉留置针头，常规胰岛素 0.05～0.1U/kg（怀疑 ACTH 缺乏者用常规胰岛素 0.05U/ kg）加生理盐水 2ml 静脉注射（时间大于 1 分钟），注射前及注射后 15 分钟、30 分钟、45 分钟、60 分钟、90 分钟取血测定血糖及 GH。

【结果评价】　GH 峰值>10μg/L 可排除 GHD，5～10μg/L 为部分缺乏，<5μg/L 为完全缺乏。

【注意事项】　①血糖下降幅度>基础值的 50% 或血糖≤2.6mmol/L 认为试验有效。②不良反应为低血糖，一般发生在胰岛素注射后 15～30 分钟，一旦出现面色苍白、出汗、脉速、嗜睡等低血糖症状即以 10%GS 2ml/ kg 静脉注射，4～5 分钟再测定血糖水平，同时仍按时采集血标本。③试验结束，立刻进食。④血糖监测正常后才能回家。

（二）L- 多巴激发试验（L-dopa stimulation test）

左旋多巴是大脑儿茶酚胺类神经递质，它能刺激下丘脑 GHRH 释放，从而使垂体 GH 分泌增多。

【适应证】　适用于矮小儿童的 GHD 诊断。

【禁忌证】　癫痫、溃疡病患者慎用。

【操作前准备】　①受试者从午夜起禁食（幼儿至少禁食 6 小时）。幼童在试验前一日睡前加餐一次。②记录患者身高、体重。③提前安置静脉留置针头,试验在上午 8 时开始。④血压计一台。

【操作方法】 禁食 6~8 小时,空腹口服 L- 多巴 10mg/kg,最大量为 500mg 于口服前及口服后 30 分钟、60 分钟、90 分钟、120 分钟取血测定 GH,同时监测血压。

【结果评价】 GH 峰值>10μg/L 可排除 GHD,5~10μg/L 为部分缺乏,<5μg/L 为完全缺乏。

【注意事项】 此试验无明显不良反应,少数患者有恶心、呕吐、嗜睡,不需特殊处理。严重时可引起腹痛,溃疡病患者可引起消化道出血;如有消化道出血,请按消化道出血处理原则处理。口服 L- 多巴,可引起直立性低血压,因此试验时应平卧。如有低血压发生,先抬高下肢,如仍有低血压,按低血压处理原则处理。试验结束立即进食。

(三)可乐定激发试验(clonidine stimulation test)

可乐定是选择性 α 肾上腺素能增强剂,作用于中枢神经系统 α 肾上腺素能受体,刺激下丘脑 GHRH 的释放,使 GH 分泌增多。

【适应证】 适用于矮小儿童的 GHD 诊断。

【禁忌证】 有脑血管疾病、冠状动脉供血不足、精神抑郁、窦房功能低下慎用。

【操作前准备】 ①受试者从午夜起禁食(幼儿至少禁食 6 小时)。幼童在试验前一日睡前加餐一次。②记录患者身高、体重。③提前安置静脉留置针头,试验在上午 8 时开始。④准备血压机一台。

【操作方法】 禁食 6~8 小时,空腹口服可乐定,按 4μg/kg(0.15g/m²),最大量为 250μg,于服药前及服药后 30 分钟、60 分钟、90 分钟、120 分钟取血测定 GH,并同时监测血压。

【结果评价】 GH 峰值>10μg/L 可排除 GHD,5~10μg/L 为部分缺乏,<5μg/L 为完全缺乏。

【注意事项】 可有恶心、呕吐、嗜睡、血压下降等反应,试验中要监测血压。当血压下降明显,可以抬高下肢。如仍有低血压,按低血压处理原则处理。试验结束。立即进食,试验完毕后观察 30 分钟,血压稳定后方可回家。

(四)精氨酸激发试验(arginine stimulation stest)

精氨酸能通过 α 受体的作用,抑制生长激素抑制激素的分泌,从而刺激 GH 分泌。

【适应证】 适用于矮小儿童的 GHD 诊断。

【禁忌证】 高氯性酸中毒、肾功能不全、无尿者禁用。

【操作前准备】 ①受试者从午夜起禁食(幼儿至少禁食 6 小时)。幼童在试验前一日睡前加餐一次。②记录患者身高、体重。③提前安置静脉留置针头两个,一个用于取血,一个用于静滴精氨酸,试验在上午 8 时开始。

【操作方法】 禁食 6~8 小时,25% 精氨酸按 0.5g/kg,最大量 30g 计算,以生理盐水稀释成 10% 溶液,在 30 分钟内静脉滴入,于静滴前、后 30 分钟、60 分钟、90 分钟、120 分钟取血测定 GH。

【结果评价】 GH 峰值>10μg/L 可排除 GHD,5~10μg/L 为部分缺乏,<5μg/L 为完全缺乏。

【注意事项】 ①本试验比较安全,少数有呕吐、皮肤潮红,可引起高氯性酸中毒,因此,要监测血气。②试验以静滴开始时计时。③静滴时避免药物漏出血管,以防局部红肿疼痛反应。

(五)胰高血糖素试验

胰高血糖素注射后引起体内胰岛素迅速增高,从而出现血糖下降,低血糖经中枢 α - 肾上腺素途径,使下丘脑 GHRH 释放,从而促进垂体 GH 的合成与分泌,同时,可使 ACTH 释放增多而使皮质醇分泌增多。该试验特别适用于小年龄的矮小儿童,怀疑有生长激素缺乏又有中枢性肾上腺皮质功能低下的患者。

【适应证】 适用于矮小儿童的 GHD 诊断。

【禁忌证】 严重肝功能损害者、有癫痫病史、心肌缺血、怀疑全垂体功能低下者不适宜此试验;对胰高血糖素过敏者禁用。

【操作前准备】 ①试验前一天不吃过于油腻、高蛋白食物,避免大量饮酒;②受试者从午夜起禁食(幼儿至少禁食 6 小时),幼童在试验前一日睡前加餐一次;③记录患者身高、体重;④提前安置静脉留置针头一个,用于取血;⑤检查前要注意不要服用药物,注意保证充足的睡眠,不要剧烈运动。

【操作方法】 肌肉注射 0.03mg/kg(最大量 1mg),而后于 0 分钟、30 分钟、60 分钟、120 分钟、150 分钟、180 分钟采血样测定 GH、血糖、皮质醇。

【结果评价】 GH 峰值>10μg/L 可排除 GHD,5～10μg/L 为部分缺乏,<5μg/L 为完全缺乏。皮质醇峰值小于 14.6μg/dl 提示中枢性肾上腺皮质功能低下。

【注意事项】 ①注意监测血压,心率。②应注意观察受试者的过敏反应、恶心、呕吐,做好预防准备。③抽血后出现头晕、眼花、乏力等症状应立即平卧、饮少量糖水,待症状缓解后再进行试验。

二、生长激素释放激素激发试验(growth hormone-releasing hormone stimulation test)

生长激素释放激素是由下丘脑分泌,它能刺激垂体释放 GH,对于两种药物激发试验,诊断为 GHD 儿童,采用 GHRH 激发试验来鉴别下丘脑病变还是垂体病变引起的 GHD。

【适应证】 适用于鉴别下丘脑性与垂体性 GHD 的儿童。

【禁忌证】 对 GHRH 过敏者慎用。

【操作前准备】 ①受试者从午夜起禁食(幼儿至少禁食 6 小时)。幼童在试验前一日睡前加餐一次。②记录患者身高、体重。③提前安置静脉留置针头,试验在上午 8 时开始。

【操作方法】 晚 10 时禁食,次日晨 8 时行激发试验,GHRH 1μg/ kg,(最大量 100μg)静脉注射,0、15、30、45、60、90 分钟测 GH。

【结果评价】 GH 峰值>10μg/L 为下丘脑性 GHD,GH 峰值<10μg/L 为垂体性 GHD 或 GHRH 受体功能异常。

【注意事项】 ①如果正在应用生长激素,则需要停药 1 周以上。②少数有面部潮红,多数无不良反应;③长期内源性 GHRH 缺乏,可引起垂体 GH 细胞的萎缩。尤为 5 岁以上的 GHD 患者,对 GHRH 反应差,需要多次注射 GHRH,才能使 GH 分泌功能恢复正常。

三、类胰岛素样生长因子 -1(IGF-1)、类胰岛素样生长因子结合蛋白 -3(IGFBP-3)测定及 IGF-1 生成试验(insulin-like growth factor-1 generation test)

GH 的促生长作用主要通过 IGF-1 介导的,IGF-1 主要由肝和肾脏合成,受 GH 的调节,同时也与性激素水平及营养状态有关。单次检测血清 IGF-1、IGFBP-3 在初筛和诊断 GHD 患儿方面能够提供可靠的试验依据。在 GHD 患者中 IGF-1 减低的阳性率为 95%;IGFBP-3

水平减低的阳性率为 92.5%，IGF-1、IGFBP-3 水平同时减低的阳性率为 87.58%，但是 IGF-1、IGFBP-3 水平正常的矮小儿童不能除外 GHD。需要做药物激发试验。当 GH 药物激发试验中 GH 峰值 >10μg/L，而 IGF 水平低下的矮小儿童宜作 IGF-1 生成试验，以明确有无 GH 抵抗。

【适应证】　适用于 IGF-1 低而 GH 峰值大于 10μg/L 的矮小儿童。

【禁忌证】　有高血糖、肿瘤者禁用。

【操作前准备】　①午夜起禁食（幼儿至少禁食 6 小时）；②测量体重正确计算 GH 用量。

【操作方法】　第一天空腹 8 时留血，分离血清，测定 IGF-1、IGFBP-3 基础水平，然后 HGH 0.1μg/ kg 每晚 7 时皮下注射，连续应用 4 天，第 5 天 8AM（空腹）测定 IGF-1，IGFBP-3。

【结果评价】　①基础 IGF-1，IGFBP-3<均数 −2SD，结合 GH 激发试验，GH 峰值 <10μg/L 提示 GHD。②基础 IGF-1，IGFBP-3<均数 −2SD，GH 激发试验，GH 峰值 >10μg/L，而 hGH 应用后 IGF-1 不增加（正常增加 20% 以上），为 Laron 侏儒。

【注意事项】　IGF-1 测定值受年龄、性别、营养状态、性发育程度、性激素水平、甲状腺功能状态影响，分析结果时要综合考虑。

四、骨龄（bone age，BA）测定

已成为小儿内分泌科的常规检查，可直观反映儿童的生物学年龄。目前国内外使用最多的评估方法为 G-P 法和 TW3 法，我国多采用 G-P 法。BA 是评估儿童体格发育的良好指标。虽然 BA 较实际年龄能更好地反映儿童的生物学年龄，但易受疾病、营养状况、运动及评估方法的影响。身材矮小症患儿普遍存在 BA 落后，BA 落后值与 GH 峰值之间呈负相关。

五、遗传学评估

单纯进行临床评估对身材矮小症病因的确定价值有限，对于未发现内分泌、营养或全身疾病的患儿，进一步进行遗传学评估更为必要。随着遗传学及分子生物学技术的不断进展，已发现很多与生长异常相关的单基因病因，提高了基因检测的诊断效用。目前认为下列身材矮小症患儿适合进行致病基因检测：①严重的 GH 缺乏；②多种垂体激素缺乏；③明确的 GH 不敏感；④身高低于均值 −3 标准差（SD）；⑤合并小头畸形；⑥其他先天性畸形或有畸形特征；⑦有骨骼发育不良的证据；⑧伴有智力障碍；⑨未达到追赶的小于胎龄儿。常采用的检测技术包括：①染色体核型分析：包括 G 带染色体、荧光原位杂交（FISH）等细胞遗传学技术、微阵列分析；②分子诊断：单基因分析、基因检测、全外显子测序（WES）技术检测全基因组外显子等。

（蒋优君　傅君芬）

● 参考文献

1. 徐静华，谢国锦，陈小琴，等. 运动筛查与生长激素激发试验在矮小症中的应用. 国际检验医学杂志，2012，33（21）：2594-2595.

2. 高兰英，于宝生，王安茹，等. 血清胰岛素样生长因子 -1 生成试验在矮小症儿童诊断中的价值初探. 儿

科药学杂志,2012,18(12):13-15.

3. 郑诗华. IGF-1生成试验诊断矮小症的敏感度和特异性分析. 中国现代医学杂志,2014,24(19):34-36.

4. Dauber A Rosenfeld RG,Hirschhorn JN. Genetic evaluation of shortstatature. J Clin Endocrinol Metab,2014,99(9):3080-3092.

附录3 矮小症临床路径(2010年版)

一、矮小症临床路径标准住院流程

(一)适用对象

第一诊断为矮小症(ICD-10:E34.3)。

(二)诊断依据

根据《儿科学》(王卫平主编,高等教育出版社,2004版)、《中华医学会儿科学分会内分泌遗传代谢学组矮身材儿童诊治指南》(中华儿科杂志,2008年,46:428-430)、*Pediatric Endocinology*(Mark A.Sperling 主编,Saunders Elsevier 出版社,2007年)、《诸福棠实用儿科学》(第7版)(人民卫生出版社)、《小儿内分泌学》(颜纯、王慕逖主编,人民卫生出版社,2006年)。

身高处于同种族、同年龄、同性别正常健康儿童生长曲线第3百分位数以下,或低于两个标准差者(身高标准参照2005年九省/市儿童体格发育调查数据研究制订的中国2~18岁儿童身高、体重标准差)。

(三)治疗方案的选择

根据《儿科学》(王卫平主编,高等教育出版社,2004版)、《中华医学会儿科学分会内分泌遗传代谢学组矮身材儿童诊治指南》(中华儿科杂志,2008年,46:428-430)、*Pediatric Endocinology*(Mark A.Sperling 主编,Saunders Elsevier 出版社,2007年)等。

1. 孤立性生长激素缺乏症药物治疗:生长激素替代治疗。

2. 甲状腺素功能减退症:甲状腺素替代疗法。

3. 先天性卵巢发育不全症:一般骨龄12岁前生长激素替代治疗,12岁后联合或单独雌、孕激素治疗。

4. 联合垂体激素缺乏症:相应缺乏激素替代治疗。

5. 其他:对因、对症治疗。

6. 辅助治疗:运动、营养治疗。

(四)标准住院日≤3天

(五)进入路径标准

1. 第一诊断必须符合 ICD-10:E34.3 矮小症疾病编码。

2. 没有明确的矮小病因。

3. 达到住院标准:符合矮小症诊断标准,并经内分泌专科或儿内科临床医师判断需要住院检查治疗。

4. 当患者同时具有其他疾病诊断,如在住院期间不需特殊处理也不影响第一诊断的临床路径流程实施时,可以进入路径。

（六）住院期间检查项目

1. 必需的检查项目

（1）血常规、尿常规、大便常规；

（2）甲状腺功能（T_3、T_4、TSH、FT_3、FT_4）、乙肝两对半；

（3）肝肾功能、血脂、电解质、血气分析、空腹血糖；空腹胰岛素、皮质醇、促肾上腺激素释放激素、胰岛素样生长因子1（IGF-1）、胰岛素样生长因子结合蛋白3（IGFBP-3）、25羟维生素 D_3。

（4）骨龄、腹部B超、垂体MRI（怀疑肿瘤时需强化）；

（5）生长激素激发试验（包括精氨酸激发试验、胰岛素激发试验、可乐定激发试验、左旋多巴，必选2项，其中前两项必选一项）。

2. 根据患者病情可选择的检查项目

（1）性激素：黄体生成素、卵泡刺激素、雌二醇、睾酮、催乳素、绒毛膜促性腺激素；

（2）肿瘤指标；

（3）戈那瑞林激发试验；

（4）绒毛膜促性腺激素试验；

（5）染色体核型分析；

（6）IGF-1生成试验；

（7）骨密度；

（8）头颅、胸部、脊柱、骨盆、四肢长骨X线摄片。

（七）治疗方案与药物选择

1. 诊断生长激素缺乏症者给予生长激素治疗　生长激素粉剂或水剂，国内常用剂量是0.1～0.15U/（kg•d），睡前皮下注射。

2. 对症治疗药物　根据患者情况选择。

（1）诊断甲状腺功能减退者给予甲状腺激素替代治疗：一般选用优甲乐，剂量根据缺乏的程度而异，从小剂量开始，需晨空腹口服给药，开始用药后2～4周复查激素水平并调整剂量。

（2）诊断肾上腺皮质功能减退者：选用氢化可的松治疗。

（3）其他：根据相应检查结果处理。

（八）出院标准

1. 患者完善相关检查以及病因评估。

2. 生长激素激发试验过程顺利，无不良反应。

3. 没有需要住院处理的并发症和（或）合并症。

（九）变异及原因分析

检查发现存在较严重的内科系统性疾病如肾功能不全、先天性心脏病等，需进行积极对症处理，完善相关检查，向家属解释并告知病情、导致住院时间延长，增加住院费用的原因等，并按相应路径或指南进行救治，退出本路径。

二、矮小症临床路径表单

适用对象：第一诊断为矮小症（ICD-10：E34.3）

患者姓名：_____　性别：____　年龄：____　门诊号：_____　住院号：_____

住院日期：_____年___月___日　出院日期：_____年___月___日　标准住院日：≤3天

时间	住院第1天	住院第2天	住院第3天 （出院日）
主要 诊疗 工作	□ 询问病史与体格检查 □ 完成病历书写 □ 上级医师查房与病情评估 □ 初步确定治疗方案 □ 开化验单、完成实验室初步检查 □ 向患者家属初步交代病情	□ 上级医师查房，确定进一步 　的检查和治疗方案 □ 完成上级医师查房记录 □ 进行生长激素激发试验 □ 根据相应的检查结果调整 　检查方案 □ 激发试验过程中不良反应 　监测与治疗 □ 完成其他辅助检查 **有激发试验不良反应发生患者** □ 每1～2个小时测血压、血糖 □ 建立静脉通道 □ 吸氧、重症监护（必要时）	□ 上级医师查房 □ 完成上级医师查房记录 □ 完成生长激素激发试验 □ 激发试验过程中不良反 　应监测与治疗 □ 上级医师查房同意其出院 □ 完成出院小结
重点 医嘱	**长期医嘱：** □ 儿内科疾病护理常规 □ 二级护理 □ 普通饮食 □ 健康宣教 **临时医嘱：** □ 血常规、尿常规、大便常规 □ 空腹血糖、空腹胰岛素、肝肾功 　能、血脂、电解质、血气分析 □ T$_3$、T$_4$、TSH、FT$_3$、FT$_4$、乙肝两对半 □ 皮质醇、ACTH、IGF-1、IGFBP-3 □ 骨龄、腹部B超、垂体MRI/CT平扫 □ 骨密度 □ 激发试验方案 □ 视病情增加检查项目	**长期医嘱：** □ 儿内科疾病护理常规 □ 二级护理 □ 普通饮食	**出院医嘱：** □ 出院带药 □ 健康宣教：营养和运动 □ 出院宣教：向患儿家交 　代出院注意事项，如门 　诊随访项目，间隔时间， 　观察项目等
主要 护理 工作	□ 介绍病房环境、设施和设备 □ 入院护理评估 □ 矮小症住院检查流程教育	□ 执行医嘱 □ 观察病情并及时向医师汇报 □ 发生不良反应患者的特殊 　处理	□ 执行医嘱 □ 观察病情并及时向医师 　汇报 □ 发生不良反应患者的特 　殊处理 □ 指导患者办理出院手续
病情 变异 记录	□无　□有，原因： 1. 2.	□无　□有，原因： 1. 2.	□无　□有，原因： 1. 2.
护士 签名			
医师 签名